VIVA
MAIS
PENSE
MENOS

VIVA MAIS
PENSE MENOS

DRA. PIA CALLESEN

SEXTANTE

Título original: *Live More Think Less*
Copyright © por Pia Callesen e JP/Politikens Hus, 2017
Copyright da tradução © 2022 por GMT Editores Ltda.

Publicado mediante acordo com a Politiken Literary Agency.

Todos os direitos reservados. Nenhuma parte deste livro pode ser utilizada ou reproduzida sob quaisquer meios existentes sem autorização por escrito dos editores.

tradução: Alessandra Esteche
preparo de originais: Pedro Siqueira
revisão: Ana Grillo e Luis Américo Costa
adaptação de capa e diagramação: Ana Paula Daudt Brandão
impressão e acabamento: Associação Religiosa Imprensa da Fé

CIP-BRASIL. CATALOGAÇÃO NA PUBLICAÇÃO
SINDICATO NACIONAL DOS EDITORES DE LIVROS, RJ

C161v

Callesen, Pia
  Viva mais, pense menos / Pia Callesen ; [tradução Alessandra Esteche]. - 1. ed. - Rio de Janeiro : Sextante, 2022.
  176 p. ; 21 cm.

  Tradução de: Live more think less
  ISBN 978-65-5564-359-6

  1. Depressão mental. 2. Ansiedade. 3. Terapia cognitiva. I. Esteche, Alessandra. II. Título.

22-76669 CDD: 616.891425
          CDU: 615.851

Meri Gleice Rodrigues de Souza - Bibliotecária - CRB-7/6439

Todos os direitos reservados, no Brasil, por
GMT Editores Ltda.
Rua Voluntários da Pátria, 45 – Gr. 1.404 – Botafogo
22270-000 – Rio de Janeiro – RJ
Tel.: (21) 2538-4100 – Fax: (21) 2286-9244
E-mail: atendimento@sextante.com.br
www.sextante.com.br

*Todos temos pensamentos negativos
e todos acreditamos neles às vezes.
Mas nem todos desenvolvem depressão
ou sofrimento emocional.*

Adrian Wells

NOTA DA AUTORA

Se você tem depressão grave, procure um médico. Não é possível se curar apenas com a leitura deste livro e os exercícios aqui propostos. Esta obra não substitui tratamentos médicos ou sessões de terapia metacognitiva com um profissional qualificado, mas lhe dará inspiração e ideias para um novo modo de se libertar dos pensamentos sombrios e da depressão.

SUMÁRIO

Prefácio *por Adrian Wells* — 11

Apresentação — 13

CAPÍTULO 1 Chega de autoanálise sem fim — 19

CAPÍTULO 2 Fique atento aos pensamentos-gatilho — 53

CAPÍTULO 3 Você é capaz de assumir o controle — 77

CAPÍTULO 4 A ruminação é (só) um hábito — 113

CAPÍTULO 5 Saia da sua cabeça e entre na sua vida — 127

CAPÍTULO 6 O cérebro precisa mesmo de remédios? — 147

CAPÍTULO 7 Coloque um ponto-final na depressão — 157

Conheça os conceitos — 167

Quer experimentar a terapia metacognitiva? — 169

Referências — 171

PREFÁCIO

Precisamos de mais terapias psicológicas eficazes e baseadas em evidências. Neste livro a Dra. Pia Callesen, formada pelo Instituto de Terapia Metacognitiva (www.mct-institute.com), descreve o uso da terapia metacognitiva (TMC) em sua prática clínica. Callesen concluiu o Ph.D. sob minha supervisão na Universidade de Manchester e conduziu um grande experimento em que comparava a eficácia da TMC e da TCC (terapia cognitivo-comportamental) em pessoas com depressão.

Este livro traz uma visão geral da TMC, ricamente ilustrada com a experiência de pacientes que concluíram o tratamento. Pode ser um recurso inestimável para pessoas com depressão que desejam considerar essa nova abordagem, bem como para qualquer pessoa interessada em conhecer alguns de seus princípios-chave.

O foco da TMC é a forma como a pessoa regula o pensamento. Não importa se a vida vai bem ou mal, é possível aprender a reduzir padrões de pensamento que causam depressão. A TMC se baseia no desenvolvimento da teoria e da pesquisa que um colega e eu iniciamos em 1994. Nesse trabalho, fizemos algumas alegações radicais para a época. Identificamos, a partir de pesquisas, que a maioria dos casos de ansiedade e de depressão é causada por um padrão de pensamento que está ligado ao sistema de crenças pessoal. Se fosse possível remover esse padrão de pensamento e modificar esse sistema de crenças, teríamos um novo tipo de terapia e, talvez, resultados melhores. Após anos de pesquisas e trabalho clínico, desenvolvi a TMC com esse objetivo. Uma grande quantidade de dados foi acumulada e se tornou a base dessa abordagem.

Viva mais, pense menos terá alcançado seu propósito se motivar terapeutas e pacientes a descobrir mais sobre a TMC. Terá alcançado sucesso se trouxer esperança e indicar uma rota de fuga do sofrimento que a depressão acarreta.

ADRIAN WELLS
Universidade de Manchester, Reino Unido

APRESENTAÇÃO

Durante décadas, psicoterapeutas consagrados se mantiveram firmes no consenso de que a depressão é uma doença fisiológica do cérebro e que seus sintomas são causados principalmente pela escassez do neurotransmissor serotonina. Por conta disso, os terapeutas prescreviam medicação – as chamadas "pílulas da felicidade" – como primeiro passo no tratamento de pacientes com sintomas depressivos. Talvez indicassem também uma terapia por meio da fala, fosse com um psicólogo ou outro profissional, geralmente com o objetivo de processar problemas e traumas ou de transformar pensamentos negativos em outros mais positivos ou realistas.

No entanto, pesquisas inovadoras têm demonstrado que a depressão é uma condição que pode ser controlada em grande parte pelo próprio indivíduo. Vários estudos – entre eles o que realizei em meu doutorado na Universidade de Manchester, concluído no final de 2016 – vêm provando que a depressão se dá quando lidamos com pensamentos e sentimentos negativos de maneira inadequada, e que podemos, portanto, reduzir o risco de melancolia e depressão se aprendermos a lidar melhor com esses pensamentos e sentimentos.

Neste livro abordo a compreensão obsoleta da depressão como algo incontrolável sobre o qual não temos nenhuma influência.

Também abordo os tratamentos igualmente obsoletos de medicação e terapias conversacionais que duram um ano e apresento um método novo muito eficaz. Chama-se terapia metacognitiva.

A terapia metacognitiva foi desenvolvida pelo psicólogo e professor britânico Adrian Wells, da Universidade de Manchester, com base em 25 anos de pesquisas sobre o motivo de algumas pessoas desenvolverem transtornos mentais, entre os quais a depressão, e outras, não. Quando apresentou seu manual de tratamento, Wells documentou que não são os acidentes, o sentimento de tristeza, a dor ou os pensamentos negativos que nos deixam deprimidos, e sim a forma como lidamos com nossos pensamentos. Quando ruminamos – quando concentramos nossa atenção em nossos pensamentos e permitimos que eles nos dominem durante horas e horas, dia após dia –, corremos maior risco de desenvolver depressão do que quando os observamos passivamente e os deixamos passar.

Wells também descobriu que existem três razões principais para que algumas pessoas ruminem mais que outras: primeira, não percebem que estão ruminando; segunda, não acreditam que sejam capazes de controlar isso; terceira, estão convencidas de que a ruminação as ajuda. Quando monitoramos constantemente nosso bem-estar e conferimos como estamos lidando com uma coisa ou outra, entramos em uma espiral descendente que pode causar e manter sintomas depressivos como a tristeza e a falta de energia. Isso se aplica inclusive quando tentamos pensar de modo racional, positivo ou cuidadoso. Todas essas maneiras de lidar com os pensamentos criam mais pensamentos. Wells diz: "Não podemos superar o problema de pensar demais pensando mais ainda – só pensando menos." A terapia metacognitiva foi desenvolvida a partir da pesquisa dele.

Sou psicóloga desde o início do milênio. Em minha primeira década de atuação, trabalhei com a terapia cognitivo-comportamental (TCC) tradicional, um dos métodos mais experimentados, testados e documentados do mundo. A TCC se baseia na ideia de que os pensamentos são centrais para nosso bem-estar e, portanto, precisam ser processados e alterados para que superemos a depressão e a ansiedade.

Conhecer a terapia metacognitiva – e Adrian Wells – mudou radicalmente minha compreensão dos transtornos mentais. Após um estudo de caso com centenas de pacientes em processo de terapia metacognitiva, ficou claro para mim que a causa dos transtornos mentais não é, como acreditei durante 10 anos, uma combinação de herança genética, ambiente e pensamentos negativos. A verdadeira causa, como Wells aponta, são estratégias mentais e comportamentais equivocadas. Ficamos deprimidos porque lidamos com nossos pensamentos e nossas crenças de maneira inadequada. A depressão, portanto, não é uma doença com a qual temos que viver.

Essa descoberta gerou em mim um tsunami de pensamentos. Será que eu poderia ter ajudado mais meus pacientes ao longo de todos aqueles anos? Muitos deles achavam que a TCC ajudava, mas agora eu descobria que, com a terapia metacognitiva, o tratamento poderia ser mais curto e significativamente mais eficaz.

Logo depois de conhecer Wells e sua pesquisa, eu mesma precisei de ajuda terapêutica. Meu marido e eu tínhamos acabado de nos tornar pais de um garotinho e os médicos nos deram a triste notícia de que nosso pequeno Louie tinha nascido com uma doença genética rara que causava ataques epiléticos. As crises poderiam danificar seu cérebro se não fossem controladas. Fiquei extremamente abalada e triste. Minha mente girava: o que ia acontecer com Louie? O que meu marido e eu faríamos caso Louie sofresse danos cerebrais graves? E quanto a todos os sonhos que tínhamos?

Senti um ímpeto incontrolável de pesquisar o assunto e fazer todo tipo de pergunta aos médicos, para aprender tudo sobre a doença do meu filho. Eu queria ser uma supermãe, solucionar o problema e me tornar uma especialista no assunto. A terapia metacognitiva me ajudou a frear esses impulsos. Não cabia a mim usar toda a minha capacidade mental para encontrar um meio de curar Louie. Isso cabia aos médicos. Eu não ia me entregar a esses pensamentos a ponto de acabar em um estado depressivo. Em vez disso, seria a mãe que estaria ao lado do filho e a esposa que apoiaria o marido.

Decidi não me agarrar aos muitos pensamentos e perguntas que surgiam durante o dia. Então defini um horário (das cinco às seis da tarde) para contemplar e ruminar. Como diz um colega meu, é como ficar com um chiclete na boca o dia todo e só poder mascá-lo às cinco da tarde. Nada fácil. Aprender a se libertar dos pensamentos e se concentrar em outras áreas da vida exige consciência, paciência e determinação. Experimentei em primeira mão o poder da terapia metacognitiva e nós três – Louie, meu marido e eu – saímos ilesos da crise.

Desejo que você perceba, assim como eu percebi, que é possível controlar os mecanismos que criam ou mantêm a depressão. Neste livro descrevo as fases da terapia metacognitiva passo a passo e em cada um deles mostro como utilizo esses métodos em minha prática clínica, bem como quais exercícios e dicas meus pacientes usam para aplicar os princípios metacognitivos em sua vida.

Este livro não substitui sessões de terapia. Se você está sofrendo de depressão grave, recomendo que procure orientação médica o mais rápido possível, a fim de receber o melhor tratamento para seu caso. Mas a terapia metacognitiva ainda pode ajudar. Estudos têm demonstrado que o mero treino da atenção, exercício que faz parte da terapia metacognitiva (ver Capítulo 3), já promove alívio substancial dos sintomas de depressão grave.

Em *Viva mais, pense menos*, você vai conhecer Natacha, Mette, Leif e Berit. Todos eles estavam em depressão em função de grandes crises pessoais, o que, naturalmente, os levou a pensamentos e sentimentos negativos. Os quatro contarão suas histórias em primeira mão: os problemas que enfrentavam, como se sentiam e como, graças à terapia metacognitiva, desenvolveram uma nova relação com os próprios pensamentos e sentimentos de tal modo que hoje estão livres da depressão.

A terapia metacognitiva não vai proteger você dos desafios da vida. Ela é uma ferramenta para ajudar você a retomar o controle sobre seus pensamentos e sobre a ruminação, permitindo assim que mude o foco para outras áreas da vida além de si mesmo. É isso que permite superar a depressão e viver plenamente.

CAPÍTULO 1
CHEGA DE AUTOANÁLISE SEM FIM

A depressão não vem de fora, somos nós mesmos que a provocamos. Portanto, também podemos lutar contra ela. Podemos assumir o controle para não sermos controlados por pensamentos depressivos.

Pode ser difícil para você acreditar nisso. Geralmente aprendemos que a depressão é uma condição que nos atinge em razão de uma crise emocional ou de um desequilíbrio químico no cérebro. Segundo essas suposições, não há nada que possamos fazer para evitá-la. Aprendemos que a depressão surge de acordo com a situação – não importa como lidemos com ela.

Embora essa seja uma opinião comum e arraigada na sociedade, novas pesquisas demonstram que não é assim que a depressão funciona. Todos sofremos arranhões no corpo e na alma ao longo da vida. Enfrentamos crises, derrotas, doenças e decepções. Sentimos dor, mágoa, medo, tristeza, frustração e raiva. Mas nem todos ficamos deprimidos. Por que não? A resposta está nas estratégias que usamos sempre que enfrentamos uma crise e temos pensamentos negativos. Algumas estratégias são tão inadequadas que nos levam diretamente à depressão. Outras nos ajudam a superá-la. Essas estratégias compõem a terapia metacognitiva. E podemos aprendê-las.

Quando digo a meus pacientes que eles podem aliviar sua depressão por si mesmos, alguns se sentem bastante pressionados. "Agora é responsabilidade minha melhorar?" Quero garantir a você que é bastante normal ter dificuldade com isso no início. Mas também quero assegurar que, com a ajuda certa, você vai conseguir. Mais adiante neste livro você vai conhecer Natacha, Mette, Leif e Berit, que depois de apenas seis a doze sessões de terapia metacognitiva se recuperaram da depressão.

Com a terapia metacognitiva, finalmente nos livramos dos restos da antiga psicanálise freudiana, que acreditava que falar sobre as experiências da infância era o caminho para tratar a depressão. Também desafiamos a terapia cognitivo-comportamental, que busca transformar as crenças negativas de uma pessoa deprimida em crenças mais realistas ou matizadas. A terapia metacognitiva, que não usa a infância como bode expiatório nem transforma pensamentos sombrios em versões mais alegres, é uma mudança de paradigma inovadora na psicologia. Com ela, a autoanálise sem fim deixa de ser o caminho para se libertar da depressão. Essa terapia é baseada em fazer *menos* com nossos pensamentos e sentimentos, e não *mais*.

É compreensível que pessoas que utilizam outras formas de terapia vejam a terapia metacognitiva como uma forma "inversa" de abordagem. Porque, quando buscamos ajuda terapêutica, temos a expectativa de que, para melhorar, precisamos processar nossos problemas e falar sobre nossos sentimentos.

A terapia metacognitiva, por outro lado, parte da premissa de que processar extensivamente nossos pensamentos e sentimentos dá origem a sintomas de depressão. Quando passamos várias horas por dia pensando sobre, falando sobre, processando e analisando nossas experiências e nossos sentimentos negativos, ou quando temos dificuldade de encontrar soluções para nossas questões emocionais, nos arriscamos a ruminar a ponto de entrar em depressão. Quando estamos com sintomas depressivos ou em estado depressivo, nos entregamos ainda mais à contemplação – ou seja, à própria depressão – e, ao analisar e processar demais nossos pensamentos sobre a depressão, nos arriscamos a mantê-la viva.

Resultados surpreendentes

A terapia metacognitiva está tomando o mundo de assalto com sua eficácia comprovada contra a depressão. Foi citada nas diretrizes do Serviço Nacional de Saúde do Reino Unido como um tratamento a ser considerado em casos de transtorno de ansiedade generalizada. Estou convencida de que em breve outros países farão recomendações como essa para o tratamento da depressão e da ansiedade.

Na verdade, foram os resultados promissores de outros pesquisadores e psicólogos da terapia metacognitiva que fizeram com que eu decidisse combinar meu trabalho clínico às pesquisas. Fui inspirada pelo estudo do professor Adrian Wells, que demonstrou que 70% a 80% das pessoas submetidas a terapia metacognitiva se recuperaram da ansiedade ou da depressão. É um resultado significativamente melhor do que o de outras formas de terapia, incluindo a TCC. No entanto, os resultados positivos tinham como base principalmente estudos e ensaios em pequena escala. Fiquei curiosa para descobrir se a terapia metacognitiva seria capaz de produzir tais resultados se eu a aplicasse em um grupo-alvo na minha clínica, então escrevi para Wells dizendo que queria dar início a um projeto de Ph.D. Planejamos realizar uma série de testes de eficácia entre as pessoas que buscavam minha ajuda. Em outras palavras, eu iria investigar o efeito direto dessa nova terapia.

Primeiro fiz uma revisão sistemática de toda a pesquisa sobre o efeito do tratamento terapêutico contra a depressão. Essa pesquisa revelou que cerca de 50% dos participantes dos estudos descritos se recuperaram da depressão usando métodos como a TCC e outras terapias com foco nos pensamentos, nas circunstâncias de vida atuais e nos relacionamentos interpessoais. Cinquenta por cento não é uma estatística da qual se orgulhar.

Em seguida comecei a investigar se os resultados impressionantes alcançados por Wells poderiam ser reproduzidos com dinamarqueses. Minha investigação seria conduzida inicialmente por estudos individualizados e mais tarde por um estudo randomizado de maior escala. Em termos concretos, isso significava que, nas semanas anteriores à sessão de terapia, eu mediria várias vezes o nível de depressão dos pacientes para garantir que qualquer resultado não se baseasse apenas na passagem do tempo. Assim, um colega e eu aplicamos a terapia metacognitiva em quatro dinamarqueses que sofriam de depressão, sob a supervisão de Adrian Wells.

No início todos eles apresentavam depressão grave. Três se recuperaram depois de cinco a onze sessões de TMC e um permaneceu com depressão leve. Seis meses depois, todos os quatro pacientes disseram estar livres da depressão, mantendo o efeito ao longo do tempo. Os resultados eram impressionantes e o estudo foi publicado no *Scandinavian Journal of Psychology*.

Após esse estudo individualizado, conduzi um estudo maior durante seis anos com mais de 150 dinamarqueses com depressão, que dividi aleatoriamente em dois grupos: um recebeu TCC, e outro, TMC. O estudo não deixou dúvida: a terapia metacognitiva apresentou um resultado significativamente melhor – tanto a longo quanto a curto prazo. Em paralelo à minha pesquisa, um grupo de pesquisadores noruegueses, sob a coordenação do psicólogo Roger Hagen, estudou o efeito da terapia metacognitiva em 39 pacientes com depressão. Mais uma vez, os resultados foram extraordinários. Entre 70% e 80% dos participantes se recuperaram e, seis meses depois, continuavam sem recaída. Esses estudos demonstram que a terapia metacognitiva provavelmente tem – hoje – os melhores resultados no tratamento da depressão.

> **VOCÊ FAZ TERAPIA COGNITIVO-COMPORTAMENTAL?**
> Se você faz terapia cognitivo-comportamental ou outras formas de terapia e gostaria de continuar com esse método, eu não recomendo que os princípios da terapia metacognitiva sejam aplicados ao mesmo tempo, pois um método pode anular o efeito do outro. A terapia metacognitiva funciona melhor em sua forma pura.

A mente regula a si mesma

Como mencionado, os terapeutas sugerem que a depressão e outros transtornos mentais nos atingem de fora para dentro quando a vida é dolorosa. Como resultado, os métodos de tratamento têm se concentrado no processamento de traumas e de experiências ruins que esses terapeutas acreditam ter se acumulado na mente da pessoa. Esse era o consenso nos círculos terapêuticos quando Adrian Wells e Gerald Matthews apresentaram um modelo completamente novo da mente humana no início dos anos 1990, após anos de pesquisas. Eles documentaram que, via de regra, a mente humana regula a si mesma.

Assim como nosso corpo muitas vezes cura a si mesmo, nossa psique também é capaz de fazê-lo.

Ao longo de milhares de anos o corpo humano desenvolveu a capacidade de curar feridas, cortes e ossos quebrados. Todos aprendemos na infância que um joelho que sangra depois de uma queda de bicicleta não fica sangrando pelo resto da vida. Ele se cura da maneira mais maravilhosa, sem que tenhamos de fazer nada, e isso acontece relativamente rápido. Mas se cutucarmos, coçarmos e esfregarmos a ferida, ela não vai se fechar. Ao contrário, pode acabar infeccionando ou deixando uma cicatriz.

O mesmo acontece com nossa psique, como demonstra a pesquisa de Wells e Matthews. Quando passamos por algo desagradável ou doloroso (como um divórcio, um acidente ou um incêndio), nossos pensamentos se concentram nessa experiência. Ela aparece na nossa mente várias vezes por dia, na forma de pensamentos e imagens. É natural que esses pensamentos e essas imagens sejam negativos e dominados por dor, medo, tristeza, decepção e talvez até raiva. Logo depois de uma experiência ruim, a psique sente dor e sofre – exatamente como um joelho ralado. Assim como a pele se cura se resistirmos à tentação de cutucar o machucado, a mente também se cura se não alimentarmos nossos sentimentos com ruminações. Pensamentos, imagens e impulsos nos visitam brevemente e podem desaparecer se não nos agarrarmos a eles, se não os reprimirmos nem tentarmos resolvê-los. Se não os fixarmos na mente e não os acessarmos o tempo todo, em algum momento eles vão embora, passando como grãos de areia em uma peneira.

Essa nova compreensão dá fim à percepção anterior das causas da depressão. Se tomarmos a capacidade da mente de curar a si mesma como ponto de partida, podemos nos perguntar: por que algumas pessoas ficam deprimidas depois de uma crise e outras, não?

A mente opera em três níveis

Wells desafiou a percepção generalizada de que experiências negativas não processadas contribuem para a depressão. Ele explicou que todos temos pensamentos negativos às vezes e que todos acreditamos nesses pensamentos ocasionalmente, mas nem todos desenvolvemos um transtorno mental. Assim, Wells e Matthews propuseram a seguinte questão: se o fato de termos pensamentos e experiências ruins não nos leva por si só à depressão, então o que leva? Quais são os fatores que deixam uma pessoa deprimida?

A pesquisa os levou a desenvolver um modelo metacognitivo da mente humana. O modelo da função executiva autorregulatória (S-REF, na sigla em inglês) mostra que a mente opera em três níveis:

1. Em um nível inferior constantemente atingido por impulsos, pensamentos e sentimentos. Se não nos deixarmos envolver por esses impulsos, pensamentos e sentimentos, eles passam e desaparecem sozinhos.

2. Em um nível estratégico intermediário, em que escolhemos as estratégias para lidar com nossos pensamentos.

3. Em um nível superior metacognitivo que contém nosso conhecimento de estratégias possíveis.

Vamos examinar esses níveis detalhadamente.

1. **Nível inferior: imagens e pensamentos automáticos**
Nesse nível somos constantemente atingidos por impulsos, pensamentos, imagens, sentimentos, lembranças e crenças

metacognitivas sobre nós mesmos, que nosso cérebro produz aos milhares. Não podemos controlar o surgimento de todos esses pensamentos, associações e impulsos. Eles são naturais e surgem inconscientemente de encontros, acontecimentos e experiências – sejam bons ou ruins. Por exemplo, se você se decepcionou e se magoou com um parceiro romântico, é natural que fique nervoso e inseguro ao entrar em um novo relacionamento. Esses pensamentos e sentimentos automatizados, criados por experiências anteriores, são muito comuns e não configuram um problema em si. É a forma como lidamos com esses pensamentos e sentimentos involuntários que determina nosso humor e nosso bem-estar. E isso é decidido no nível estratégico intermediário.

2. **Nível intermediário: estratégias**
Esse nível contém nossas estratégias para lidar com os pensamentos e sentimentos que ocorrem no nível inferior e incontrolável. Essas estratégias determinam se nossos pensamentos e sentimentos são passageiros e transitórios ou se permanecem na nossa consciência, andando em círculos. Todas as estratégias ativas para lidar com pensamentos e sentimentos, como a ruminação e a preocupação, sustentam o fluxo de pensamentos. Lidamos mais ou menos conscientemente com os impulsos do nível inferior usando estratégias voluntárias que selecionamos do nosso conhecimento metacognitivo, tanto do nosso modo de pensar como da nossa vida emocional (o nível superior de crenças metacognitivas da mente). Por exemplo, quando você sente que perdeu o interesse no trabalho, sua estratégia para lidar com isso pode ser a análise. Então você usa o intelecto para analisar seu conhecimento, suas experiências, os

encontros e os acontecimentos e assim explicar a perda de interesse. Você questiona o que mudou. Não é hora de mudar de emprego? De mudar de área? De fazer algum curso? Se suas estratégias de resolução de problemas levam a uma solução, fica tudo bem e você segue a vida. Mas talvez essas habilidades de análise sejam insuficientes. Então a ruminação leva a mais contemplações, que ocupam cada vez mais horas do seu dia: será que tenho condições financeiras de fazer outra faculdade? Posso fazer um empréstimo e dar meu imóvel como garantia? Posso me mudar com a minha família para um imóvel mais barato? As crianças teriam que mudar de escola?

3. **Nível das crenças metacognitivas: hipóteses sobre nossos pensamentos e processos de pensamento**
Nesse nível ficam as crenças a que recorremos ao decidir como lidar com nossos impulsos, pensamentos e sentimentos. Como temos milhares de pensamentos todos os dias, não temos tempo para lidar com todos eles individualmente. Portanto, precisamos fazer escolhas e decidir quais pensamentos queremos processar e quais não. Por exemplo, quando somos demitidos, podemos achar que faz sentido ruminar a causa da demissão. Acreditamos que a ruminação é útil, que podemos pensar até chegar a uma explicação. Mas, ao mesmo tempo, podemos sentir que não controlamos a ruminação. Ruminar durante duas ou dez horas por dia parece algo aleatório e fora do nosso controle. Nossas crenças metacognitivas determinam se nos entregamos à ruminação ou se acreditamos que temos uma escolha. Desse modo, o nível das crenças metacognitivas contém o conhecimento acerca da crença de sermos capazes de decidir lidar ou não com

nossos pensamentos e de controlar as estratégias para o fluxo deles.

Vou demonstrar o modelo da função executiva autorregulatória usando o caso de uma paciente que tinha acabado de se divorciar e me procurou porque estava em conflito com o ex-marido. Eles discutiam com frequência sobre onde as crianças deveriam morar, como deveriam ser criadas e se elas podiam decidir com qual dos dois queriam passar os feriados mais importantes. Sempre que ficavam com o pai, ela se perguntava se as crianças estavam bem, se ele estava cuidando delas direito, se ela estava sendo uma boa mãe, uma vez que o divórcio tinha sido decisão dela. Todas essas perguntas se originavam no **nível inferior** da mente como pensamentos automáticos.

Ela ficou surpresa com isso. Todos os dias prometia a si mesma que, assim que as crianças estivessem na cama, tentaria encontrar respostas para todas essas perguntas pensando com cuidado ou registrando seus pensamentos em um diário. Essa ruminação e esse planejamento estratégico aconteciam no **nível estratégico intermediário**.

Essa paciente estava convencida de que não tinha controle sobre a ruminação. Ruminava e não sabia por quanto tempo ficava fazendo isso, se uma ou dez horas por dia. Também estava convencida de que pensar nessas coisas por tempo suficiente poderia ajudá-la – ou seja, achava que as ruminações eram úteis. Processava o conteúdo dos seus pensamentos com a esperança de que se tornassem menos dolorosos e talvez até acabassem desaparecendo. Com a esperança de que processar seus pensamentos a faria acreditar que era uma boa mãe. Essas crenças metacognitivas que diziam que a ruminação era incontrolável e útil estavam no **nível das crenças metacognitivas**.

COMO A PSIQUE FUNCIONA

Simplificado e adaptado do modelo da função executiva autorregulatória de Wells e Matthews, de 1994

NÍVEL DAS CRENÇAS METACOGNITIVAS

"Não controlo minha ruminação"

"Posso ruminar para encontrar soluções e respostas"

NÍVEL ESTRATÉGICO INTERMEDIÁRIO

Estratégias para lidar com pensamentos, ruminações, preocupações, tentativas de pensamento racional/ solidário/positivo, supressão de pensamentos, evasão, monitoramento do humor e outras verificações

NÍVEL INFERIOR

Pensamentos e imagens automáticos

As dezenas de milhares de pensamentos e dados sensoriais que nos atingem todos os dias

NOSSA METACOGNIÇÃO SABE

Um exemplo de experiência metacognitiva com o qual todos estamos familiarizados é o fenômeno "na ponta da língua", que experimentamos quando fazemos palavras cruzadas e precisamos encontrar o termo para, por exemplo, uma "pedra preciosa verde". "Ah, como é mesmo o nome? Eu sei. Está na ponta da língua." Sabemos que sabemos qual é a palavra. Mas por algum motivo não conseguimos recuperá-la da memória. Como podemos saber que sabemos a resposta mas não conseguimos pensar nela? Isso acontece porque nosso cérebro, nossa metacognição, tem uma visão geral do conhecimento que contém – mesmo quando não conseguimos acessá-lo totalmente.

É o nível estratégico intermediário que determina quais estratégias escolhemos para extrair o conhecimento armazenado. Algumas pessoas usam a concentração como estratégia. Elas tentam ruminar o conhecimento armazenado concentrando toda a sua energia em pensar no nome da pedra verde. Outras usam uma estratégia mais estruturada, como revisar todo o alfabeto na tentativa de encontrar um indício do nome. Será que começa com A? Com B? Com C? No entanto, com frequência, a melhor estratégia é fazer o mínimo possível, deixar a questão descansar até que esse nível da mente encontre a resposta em seus arquivos. Mais tarde – por exemplo, ao dar uma caminhada – a resposta vem: "Jade! Jade é o nome da pedra verde."

A questão é que a maioria das respostas e das soluções para nossos problemas não aparece porque ruminamos. Nossa metacognição trabalha por nós automaticamente.

A autoanálise vai deixá-lo deprimido

Quebramos a cabeça tentando resolver nossos problemas. Acreditamos que, com a ajuda dos nossos processos de pensamento e cognição, podemos forçar as respostas. Mas a melhor estratégia quando precisamos nos lembrar de alguma coisa e aplicar nosso conhecimento é, com frequência e como destaquei, fazer o mínimo possível. As respostas vão aparecer sozinhas em algum momento ou vamos esquecer as perguntas porque, afinal, elas não eram tão importantes assim.

Wells e seus colegas descobriram na sua pesquisa que o mesmo princípio se aplica aos momentos em que estamos melancólicos, tristes ou deprimidos. Quando usamos toda a nossa capacidade mental para ruminar, nos arriscamos a manter pensamentos tristes e a nos sentirmos ainda pior. Portanto, é melhor deixar que os pensamentos venham e vão. Não devemos tentar forçá-los a ir embora, mas observar passivamente seu fluxo.

Não é o número de experiências desagradáveis e pensamentos negativos que leva à depressão. Wells e Matthews constataram que a síndrome da atenção cognitiva (SAC) era a principal causa da maioria dos transtornos mentais, incluindo a depressão.

Com isso, eles também responderam a uma questão anterior: se a mente cura a si mesma, por que algumas pessoas ficam deprimidas depois de uma crise e outras, não? A resposta está em quanta atenção direcionamos aos nossos pensamentos sobre problemas e crises. Simplificando: ruminamos até entrar em depressão.

A SAC não é uma síndrome clássica, pois não apresenta uma série de sintomas. Trata-se de um termo guarda-chuva para quatro estratégias básicas que, quando usadas em excesso, reforçam nossos pensamentos e sentimentos e podem causar sintomas de depressão ou de outro transtorno mental. As quatro estratégias, em que vamos nos aprofundar mais adiante, são:

- Ruminação

- Preocupação

- Comportamento vigilante

- Mecanismos de enfrentamento inadequados (por exemplo, evitar situações ou recorrer a descanso, sono ou consumo de álcool excessivos, entre outros)

Que fique claro: todos os seres humanos têm, naturalmente, pensamentos negativos que às vezes ruminam ou com que se preocupam por um tempo. Isso não é um problema. Apenas quando desenvolvemos um foco profundo e duradouro nos pensamentos negativos e sombrios é que corremos o risco de ficar tristes e desenvolver depressão.

Uma característica comum a todas as pessoas com transtorno mental é o uso excessivo de uma ou mais dessas quatro estratégias: passar muitas horas ruminando todos os dias; preocupar-se constantemente; monitorar o humor várias vezes; ou entorpecer os pensamentos regularmente com o sono, o descanso ou substâncias como o álcool. Esse foco excessivo é encontrado em todos que têm algum transtorno mental, mas se expressa de modo diferente em cada um. Geralmente, pessoas deprimidas tendem a ruminar mais que pessoas com ansiedade, que, por sua vez, tendem a se preocupar mais.

Isso significa que é nossa culpa se desenvolvemos depressão? Estamos pedindo para ficar deprimidos se nossa tendência é nos preocuparmos ou contemplarmos exageradamente?

Não, é claro que não. Ninguém deve se sentir culpado por ter um transtorno mental. Ninguém faz isso de propósito. Todos temos nossos meios de lidar com pensamentos e sentimentos. A maioria de nós incorporou estratégias que foram desenvolvidas na juventude. Basicamente, aprendemos essas estratégias de duas maneiras:

1. *Copiamos nossos pais ou outras pessoas em quem nos espelhamos, ou fazemos o que essas pessoas dizem que devemos fazer.* Por exemplo, alguns de nós ouviram dos pais que é necessário "pensar bastante" antes de tomar uma decisão importante – como ao escolher um parceiro ou ao decidir qual curso fazer na faculdade. Tomamos esse conselho ao pé da letra e, desse modo, passamos muitas horas pensando exageradamente.

2. *Aprendemos observando a reação dos outros ao nosso comportamento e identificando qual comportamento nos ajuda a alcançar o que queremos.* Por exemplo, quando somos recompensados por ser bastante analíticos na sala de aula, reforçamos esse comportamento em outras áreas da vida.

Também aprendemos novas estratégias ao longo da vida, por exemplo, por meio de terapia. A terapia metacognitiva nos ajuda a identificar estratégias equivocadas e a substituí-las por estratégias melhores.

As quatro estratégias inadequadas básicas da síndrome da atenção cognitiva (vamos nos referir a elas como "respostas da SAC" mais adiante) costumam ser empregadas para resolver problemas, criar sensação de controle ou lidar com acontecimentos da vida. Todos usamos essas estratégias e elas não são inerentemente destrutivas. Quando ruminamos uma demissão, podemos chamar isso de reflexão – refletimos sobre o motivo de termos sido demitidos. Fizemos algo errado? Quando nos preocupamos se nossos filhos vão lidar bem com nosso divórcio, podemos chamar isso de cuidado. Quando somos sensíveis aos nossos sentimentos e nos permitimos ficar no sofá depois de um dia emocionalmente exaustivo, podemos chamar isso de autocuidado. Não há nada de errado com essas atitudes.

> **É NATURAL FICAR TRISTE**
> Pensamentos negativos são naturais e não levam necessariamente à depressão. Apenas se você se compromete com seus pensamentos sobre a tristeza – ou seja, quando se dedica a eles e os rumina durante muito tempo – há o risco de desenvolver sintomas depressivos. Segundo critérios médicos, para uma pessoa ter o diagnóstico clínico de depressão é preciso que ela apresente seus vários sintomas durante pelo menos duas semanas. No entanto, se você está de luto após a morte de um ente querido, os sintomas devem durar pelo menos dois meses para que a depressão seja diagnosticada.

O problema surge quando passamos a acreditar que essas estratégias são necessárias e que não podemos controlá-las ou limitá-las. O tempo que passamos pensando determina se esse pensamento é uma autoanálise adequada ou se estamos pensando demais e desenvolvendo depressão. Existe uma enorme diferença entre analisar nossos pensamentos e sentimentos durante uma hora do dia e passar doze dias fazendo isso sem parar.

Então o melhor é não ruminar, não se preocupar, não vigiar

nosso humor e não descansar mais em dias ruins? Não, não é. É claro que precisamos pensar sobre as coisas e examinar nosso interior para resolver problemas. Só não devemos passar o tempo todo fazendo isso.

Você pode ver quanto a SAC varia no exemplo de dois homens que, depois de terem sido demitidos da mesma empresa na mesma rodada de dispensas, apoiaram um ao outro. Ambos achavam que o processo de demissão tinha sido bastante desagradável e tinham pensamentos e sentimentos negativos: "Por que fui demitido? O que está acontecendo com a chefia? Será que vou conseguir outro emprego depois de ter sido tão injustiçado?" Suas esposas foram compreensivas e ouviram suas preocupações, e, apesar de eles estarem sofrendo com a sensação de ter falhado com elas e com os filhos – por não serem mais capazes de sustentá-los –, encontraram conforto na família.

Logo, no entanto, o comportamento dos dois começou a divergir. O primeiro decidiu parar a ruminação sem fim ao perceber que isso o deixava de mau humor. Ele precisava superar aquilo para o próprio bem e o de sua família, pensou. O segundo não via outra solução que não fosse encontrar respostas. A ruminação tomou conta dele: "Será que perdi o controle sobre meus pensamentos? O que há de errado comigo?"

É quase desnecessário dizer que, enquanto um deles seguiu a vida e conseguiu um novo emprego, o outro recebeu diagnóstico de depressão e passou a tomar antidepressivos. A única diferença entre os dois foi a quantidade de tempo que passaram ruminando.

Vamos revisar os quatro elementos da SAC em maiores detalhes.

Estratégia nº 1

RUMINAÇÃO

"Ruminar" significa pensar sem parar. Curiosamente, a palavra vem do latim *rumen*, nome de um compartimento do estômago dos animais ruminantes, como as vacas. As vacas mastigam a comida duas vezes para digeri-la adequadamente. Falamos de "alimentar nossos pensamentos" ou ter que "digerir uma ideia", mas ruminar – voltar ao pensamento repetidas vezes – pode levar ao desânimo e a sintomas depressivos, como insônia, falta de energia, falta de concentração, perda de memória ou, nos piores casos, à depressão em si. Há três motivos pelos quais começamos a ruminar:

1. Não percebemos que estamos ruminando;

2. Estamos convencidos de que não temos controle sobre a ruminação;

3. Acreditamos que a ruminação é útil.

A ruminação típica começa com pensamentos de *o que, por que* e *como*:

- O que há de errado comigo? O que preciso fazer para me livrar da depressão?

- Por que não consigo entender as coisas? Por que estou depressivo? Por que não consigo me lembrar de nada?

- Como posso consertar todos os meus erros e suprir todas as minhas carências?

Estratégia nº 2
PREOCUPAÇÃO

Outra estratégia da SAC é a preocupação. Para a maioria das pessoas, a preocupação é uma parte da vida tão natural quanto, digamos, a alegria. Nos preocupamos com toda e qualquer coisa: se o pudim está doce demais, se nos lembramos de trancar a porta, se nosso filho que acabou de tirar a carteira de motorista está dirigindo com cuidado, se vamos perder o emprego na próxima rodada de demissões, se vamos passar naquela prova, se nossos colegas de trabalho gostam de nós. Todas essas preocupações são normais, não há nada de errado com elas.

A preocupação se torna uma atividade mental problemática quando você se apega a certos pensamentos. Por exemplo, você vê alguém sendo infiel ao marido ou à esposa em uma festa de fim de ano – ou talvez veja isso acontecer na empresa onde trabalha ou em um programa de TV – e começa a se preocupar com a hipótese de seu companheiro ser infiel em tais festividades. Se você se apegar a essa preocupação, alimentando-a exageradamente, se arrisca a desenvolver sintomas físicos como palpitações cardíacas, pulso acelerado e tontura. Essas mesmas reações físicas podem ser causadas pela preocupação com aspectos mais gerais do futuro, como por exemplo: "E se eu ficar doente? E se não puder participar daquele projeto no trabalho? E se eu nunca melhorar?" Se você se agarrar a esses pensamentos e se preocupar demais, pode desenvolver ansiedade e sintomas de depressão. Se está desanimado há muito tempo ou se anda deprimido, então você provavelmente conhece a sensação de ter essas preocupações rondando a cabeça. Talvez tema que essas preocupações nunca desapareçam.

Diferentemente da ruminação, as preocupações geralmente envolvem cenários hipotéticos e começam com "E se...". Por exemplo:

- E se meu cérebro for danificado pela depressão?

- E se a minha família cansar de mim e minha esposa pedir o divórcio?

- E se eu nunca melhorar?

Estratégia nº 3

COMPORTAMENTO VIGILANTE

Como acontece com as duas estratégias anteriores, é bastante normal prestar atenção no próprio humor de vez em quando. Todos somos capazes de saber quando estamos felizes, tristes, abatidos ou precisando de cuidados. Todos nos sentimos mais melancólicos ou letárgicos em alguns momentos e um dia acordamos e percebemos que temos mais energia e que nosso humor está mais leve. Isso também é bastante normal.

No entanto, quando verificar o próprio humor vira um gatilho para o desânimo prolongado e, no pior dos casos, para a depressão, isso se deve à frequência com que nos concentramos no que estamos sentindo. Você sente sempre que seu humor está tão ruim que precisa passar o dia na cama? Percebe que está um pouco triste ou um pouco mais feliz várias vezes ao dia? Você fica se perguntando:

- Como estou me sentindo hoje?

- Estou mais triste que o normal?

- Por que estou me sentindo assim?

Se você fica desanimado com frequência, ou se tem ou já teve depressão, provavelmente se concentra no próprio humor mais do que o indicado. Monitorar pensamentos e sentimentos na esperança de detectar os primeiros sintomas da depressão é uma estratégia comum. Talvez você pense que, quando sentir uma onda de tristeza se aproximando, poderá agir corretamente, cuidando de si mesmo e diminuindo o ritmo da sua vida, para que ela não atinja você. É uma estratégia tentadora, mas ela desloca o tempo e a energia mental investidos em outras experiências e afazeres do dia a dia e pode resultar em um retrocesso, fazendo você correr o risco de desenvolver estresse e sintomas de depressão.

É inevitável que pessoas que prestam muita atenção na própria vida emocional sintam cada pequena irregularidade. Para esclarecer meus pacientes sobre esse comportamento vigilante, pergunto a eles, por exemplo, com que frequência monitoram o próprio humor ou se o deixam em paz, sem ficar analisando. Nosso humor normal é dinâmico e muda a cada dia. Às vezes acordamos com um humor pior do que no dia anterior sem nenhuma explicação. Portanto, o melhor a fazer quando ficamos deprimidos é lidar o mínimo possível com os pensamentos tristes e deixar que nossas emoções se regulem sozinhas. Encare a vida emocional como a respiração: ela funciona melhor quando não ficamos pensando nela e tentando respirar de determinada maneira.

Estratégia nº 4
MECANISMOS DE ENFRENTAMENTO INADEQUADOS

A quarta estratégia que pode causar contratempos são os mecanismos de enfrentamento inadequados. Eles incluem todas as coisas que fazemos para entorpecer pensamentos e sentimentos desagradáveis. Essa estratégia é muito comum, mas, assim como a ruminação, a preocupação e o comportamento vigilante excessivos, ela pode contra-atacar na forma de pensamentos mais tristes, desânimo ainda maior e sintomas de depressão. Para pessoas com depressão, mecanismos de enfrentamento inadequados podem piorar o quadro. Permita-me ilustrar com alguns exemplos:

1. **Evitamos ou reprimimos certos pensamentos e sentimentos.**
É uma crença arraigada e largamente aceita que a fonte da depressão são os pensamentos negativos. Diante disso, faz sentido tentar evitá-los ou fugir deles. No entanto, não é assim que os pensamentos funcionam: quanto mais nos concentramos em evitá-los, mais temos certeza de que eles vão ocupar nossa consciência.

2. **Tentamos transformar os pensamentos negativos em pensamentos mais positivos ou realistas.**
Tentar ter pensamentos mais cautelosos ou positivos a respeito de si mesmo pode ser uma abordagem tentadora. "Você está dando o seu melhor. Vai ficar tudo bem", afirmamos repetidas vezes para nós mesmos. Essa estratégia consome muita energia e exige que pensemos mais. Nosso problema não são os pensamentos negativos, mas pensar demais.

3. **Ficamos com raiva de nós mesmos por pensar ou sentir certas coisas.**

   Ficamos com raiva de nós mesmos quando não temos energia ou quando passamos mais uma noite largados no sofá vendo TV. Também podemos ficar com raiva e nos tornar nosso próprio juiz quando, por exemplo, sentimos que perdemos o amor daqueles com quem nos importamos ou quando perdemos o interesse por atividades que costumávamos achar divertidas, como praticar esportes, visitar museus e jantar com amigos. Quando experiências e relacionamentos que costumavam trazer felicidade deixam de ser agradáveis, é compreensível que fiquemos tristes e frustrados. Quando, além desses sentimentos, ficamos com raiva de nós mesmos, novas ruminações surgem: "Por que sou tão feio? Por que não consigo me recompor? O que estou fazendo de errado para não me sentir feliz?" Essa estratégia de nos culparmos pela nossa letargia e pela falta de sentimentos, no entanto, não contribui para gerar sentimentos mais positivos – pelo contrário. Ela equivale a ficar ruminando e ruminando até que não consigamos mais parar de ruminar. Se nossa estratégia é nos forçar a ter pensamentos e sentimentos diferentes, não está funcionando, porque só estamos trocando as antigas ruminações por novas – e voltando à estaca zero. É impossível pensar mais e ruminar menos.

4. **Dormimos ou descansamos mais que o normal.**

   É comum termos menos energia quando estamos deprimidos ou tristes. Nesses dias ou períodos, portanto, queremos descansar mais ou dormir por mais tempo. É gostoso ir para a cama mais cedo ou tirar um cochilo no meio do dia quando estamos um pouco desanimados. É normal e bom cuidar um pouco mais de nós mesmos em alguns dias. Mas, se esse hábito toma conta de nós, torna-se um mecanismo de enfrentamento inadequado que pode nos deixar ainda mais desanimados e nos fazer experimentar sintomas de depressão. Não ficamos mais felizes e mais bem-dispostos passando horas no sofá. Em pessoas com sintomas depressivos ou com depressão, a fadiga, a letargia e a lei do mínimo esforço costumam andar lado a lado. Pode ser tentador descansar ou dormir para aumentar a energia. O problema dessa estratégia é que o resultado é o oposto do esperado: se descansamos muito e dormimos mais do que sete a nove horas por dia, corremos o risco de ficar ainda mais cansados, infelizes e tristes.

5. **Entorpecemos nossos sentimentos com drogas ou álcool.**
Depois de um dia longo e atarefado, é bom tomar uma taça de vinho no jantar ou sair para beber uma cerveja. Um copo de bebida à noite pode proporcionar uma sensação relaxante durante períodos estressantes, como quando há muita pressão no trabalho ou quando precisamos lidar com uma doença na família ou com problemas no casamento. No entanto, é óbvio que essa sensação relaxante é apenas temporária. O álcool pode – assim como a maconha e outros entorpecentes – nos dar a impressão de que somos livres e felizes, mas, quando o efeito passa, a ruminação volta com força total. O álcool e as drogas, na verdade, só causam mais pensamentos negativos e ruminações, porque o medo de sermos incapazes de nos manter longe de um vinho ou de um baseado cria novos pensamentos negativos, que podem nos levar a uma espiral viciosa que parece incontrolável. Outra consequência negativa do álcool é que ele nos impede de descobrir nossa capacidade de controlar a ruminação. Entregamos o controle ao álcool e ao mundo exterior.

Algumas pessoas alimentam fantasias sobre o álcool e outras substâncias entorpecentes. É o chamado "desejo", que muitas vezes substitui as ruminações tristes ou raivosas – embora apenas temporariamente. É bastante normal sentir um desejo repentino por uma cerveja bem gelada. Mas passar horas por dia sonhando com a cerveja gelada não é bom. Isso aumenta a probabilidade de sair e beber várias cervejas. A extensão do desejo é decisiva para determinar se vamos ou não acabar lutando contra distúrbios alimentares ou contra o alcoolismo, por exemplo, além de estimular pensamentos depressivos.

6. **Evitamos encontros sociais, hobbies ou trabalho.**
Quando estamos animados, bem e cheios de energia, é comum querer estar com os amigos e a família, bem como organizar encontros e festas e participar de eventos do trabalho, do clube e da escola das crianças. Quando estamos desanimados, é mais comum que nos afastemos das pessoas, recusemos convites para eventos sociais e paremos de nos dedicar aos nossos hobbies. É claro que não há problema em reduzir a quantidade de encontros sociais por um tempo, mas essa estratégia pode ser inadequada se virar um hábito. Nesse caso, é como urinar na calça para se aquecer – não é uma boa estratégia para nos mantermos aquecidos e confortáveis a longo prazo! No início parece mais fácil não ir à festa de aniversário de um amigo ou a um evento familiar na casa de uma tia, mas essa sensação de alívio não dura muito. Infelizmente, ao evitar interações sociais, só aumentamos a quantidade de tempo que passamos ruminando. Porque agora podemos nos perguntar se não ir à festa é mesmo a melhor coisa a fazer. E o que as pessoas presentes vão pensar: se vão ficar chateadas e co-

mentar que sempre recusamos os convites. O isolamento social leva a mais ruminações, o que, por sua vez, pode levar a sintomas de depressão.

Talvez um motivo para evitar encontros sociais seja porque queremos fugir dos pensamentos negativos e da ruminação que a felicidade dos outros desperta. Pode ser difícil lidar com pensamentos como: "Todos estão tão felizes. Eles são melhores que eu. Minha vida não tem sentido e os outros têm planos e objetivos para o futuro." Manobras evasivas são sempre inadequadas. Só oferecem alívio a curto prazo. A longo prazo, elas mantêm os sintomas de depressão ou a própria depressão. Quando evitamos a vida, não vemos que somos, sim, capazes de lidar com os desafios que ela traz. Quando nos isolamos do mundo, perdemos boas experiências, encontros e acontecimentos que podem melhorar nosso humor. E quando tiramos licença do trabalho acabamos criando condições ainda mais favoráveis para passar o tempo ruminando, nos preocupando e monitorando nosso humor.

7. **Evitamos pensar no futuro e fazer planos.**
Se nos falta energia e temos medo de que as coisas fiquem ruins, podemos tentar nos livrar desses pensamentos sombrios evitando completamente pensar no futuro e parando de fazer planos. Em vez de resolver os problemas, evitamos pensar neles. Enfiamos a cabeça num buraco, como um avestruz, e ficamos bem, desde que não pensemos na realidade. Mas, quando desviamos o olhar por muito tempo, os problemas vão ficando cada vez maiores e acabamos sentindo que precisamos focar ainda mais neles e gastar cada vez mais tempo em ruminações.

Gostaria de ilustrar os elementos das estratégias da SAC usando o caso de uma paciente que me procurou porque não conseguia ser firme com o filho adulto, que tinha dificuldades mentais e sociais sérias. Ele ligava com frequência para a mãe pedindo dinheiro e ela dava, embora soubesse que, a longo prazo, isso não ajudava o filho a lidar com seus problemas sozinho. Ela passava várias horas por dia ruminando as consequências de lhe dar dinheiro e a própria falta de firmeza que demonstrava ao não conseguir dizer "não" para ele. Esses dois assuntos a levavam a novos pensamentos e ela ficava presa em um círculo vicioso, sobre o qual pensava não ter controle nenhum (ruminações). Quando, depois de um tempo, desenvolveu problemas para dormir, também começou a pensar nas consequências da falta de sono (preocupação). Além disso, passou a ficar de olho no filho – ligava e escrevia constantemente para ele – e baixou um aplicativo para monitorar o próprio sono (comportamento vigilante). Quando o aplicativo avisou que seu sono não era adequado, ela ficou ainda mais preocupada. Seu desânimo era tamanho que ela passou a evitar encontros sociais (mecanismo de enfrentamento inadequado).

As muitas ruminações e preocupações, o monitoramento do sono e o isolamento social a levaram a desenvolver sintomas de depressão: ela ficava triste, letárgica e infeliz.

Contemplações como as dessa paciente são bastante normais: o filho tinha dificuldades e isso a deixava infeliz, e ela se perguntava o que podia fazer a respeito. O problema era que essa ruminação preenchia o dia dela. Nos dias em que cedia ao desejo do filho e dava dinheiro a ele, ela ruminava o grande desserviço que estava prestando tanto para ele quanto para si própria, e nos dias em que conseguia ser firme, ruminava o fato de não apoiar o filho.

Quando começou a terapia metacognitiva e descobriu que o

principal problema não era a dificuldade de ser firme com o filho, mas a ruminação exagerada que isso causava, ela aprendeu a se conter. Decidiu que, cedesse ou não à insistência do filho, precisava reduzir a ruminação. Passou então a ruminar no máximo uma hora por dia e essa limitação lhe deu mais energia e reduziu os sintomas. Depois de algumas semanas, ela começou a ter mais facilidade de dizer "não" ao filho porque não estava mais lutando contra a tristeza e a baixa confiança no seu papel de mãe.

Crenças metacognitivas mantêm a SAC

Pessoas que estão desanimadas ou têm sintomas depressivos ou depressão conseguem identificar imediatamente as quatro estratégias que constituem a SAC – ruminação, preocupação, comportamento vigilante e mecanismos de enfrentamento inadequados. Algumas dessas estratégias podem ter um efeito positivo e relaxante a curto prazo. Por exemplo, pode parecer uma reação positiva ruminar profundamente de vez em quando, porque temos a sensação de que isso nos dá uma visão geral das coisas. Compartilhar as preocupações com um amigo pode oferecer uma paz de espírito imediata. Acordar de manhã e observar uma leve melhora no humor pode ser um alívio, assim como evitar ocasiões sociais que poderiam desencadear pensamentos e sentimentos negativos. Mas os efeitos dessas estratégias têm vida curta; em grande parte, elas apenas ajudam a aumentar a escuridão da depressão.

É senso comum entre as pessoas deprimidas e as que atravessam períodos prolongados de desânimo que elas precisam cuidar mais de si mesmas, que precisam fazer tudo que puderem para identificar os primeiros sinais da depressão a tempo. Mas essa estratégia também resulta em contratempos. Ao colocar um foco exagerado na vida interior, você começa a perceber cada pequena queda de humor e isso pode levar a novas ruminações: "Por que estou de mau humor? Ah, não, estou ficando deprimido de novo?"

Como já vimos, o objetivo da terapia metacognitiva não é evitar completamente a ruminação e a preocupação, mas limitar o tempo que dedicamos a elas e direcionar nosso foco para o exterior. Isso possibilita que sejamos felizes, pois minimiza os sintomas da depressão ou até nos livra deles, e – em quem tem depressão recorrente – evita recaídas.

Para sermos capazes de mudar os mecanismos que sustentam a depressão, precisamos descobrir o que leva à SAC. É nesse ponto que as coisas complicam um pouco, porque a resposta se encontra nas nossas *crenças metacognitivas*, as crenças e suposições que estão no sistema de controle interno que rege nosso comportamento (o nível das crenças metacognitivas do modelo da página 29). Como já vimos, essas crenças e suposições envolvem o que acreditamos ou sabemos sobre nossos pensamentos e processos mentais.

Adrian Wells e seus colegas determinaram por meio de pesquisa que, quando uma pessoa rumina mais que as outras, isso se deve principalmente a uma ou mais das cinco crenças metacognitivas a seguir descritas. Cada uma delas mantém a tendência a ruminar e a preocupar-se demais.

a. **Não estou ciente da minha ruminação (falta de autoconsciência).**
Uma crença metacognitiva envolve autoconsciência. Para controlar a ruminação é crucial perceber quando isso está nos arrastando para um poço sem fundo. Muitas pessoas – principalmente aquelas que estão tristes, desanimadas ou

têm sintomas de depressão – ruminam sem perceber. Apenas quando despertam do fluxo de pensamentos percebem que passaram horas no seu mundo interior, atraídas por seus pensamentos como por um ímã, sem notar a vida ou o mundo à sua volta.

b. Ruminar é incontrolável (falta de controle).
Às vezes percebemos que estamos ruminando, mas sentimos que não temos controle sobre isso. Não podemos controlar nossos pensamentos (eles são incontroláveis e vêm do nível inferior do modelo metacognitivo), mas podemos controlar e limitar o tempo que dedicamos a eles. Para limitar a ruminação, é crucial, em primeiro lugar, acreditar que isso é possível e, em segundo, usar as técnicas adequadas.

c. Não consigo agir sem motivação (passividade).
Outro equívoco comum é achar que só podemos agir – por exemplo, sair da cama ou fazer uma caminhada – quando estamos motivados e com a mentalidade certa. Todo mundo já sentiu aquele desejo enorme de ficar embaixo das cobertas em uma manhã fria de segunda-feira. Algumas pessoas, no entanto, conseguem se convencer de que podem agir contra esse desejo: que, apesar de não quererem fazer isso, podem sair da cama e ir para o trabalho. Outras esperam que pensamentos motivacionais as tirem de debaixo do edredom e as obriguem a sair de casa. A crença de que podemos agir sem desejo determina nossa capacidade de seguir ou não um cronograma ou plano de ação preestabelecido independentemente dos nossos pensamentos e do nosso humor.

d. Vou encontrar soluções e respostas na ruminação (utilidade).
A quarta crença metacognitiva que determina quanto ruminamos é a percepção de que podemos nos beneficiar da ruminação. Se acreditamos que a ruminação pode trazer respostas e soluções para nossos problemas, faz sentido passar horas por dia nisso. Muitas das pessoas que me procuram estão convencidas de que, quando ruminam, ficam mais criativas ou mais inteligentes, por exemplo. Outras estão convencidas de que pensamentos e sentimentos precisam ser processados profundamente para que pareçam menos pesados, em ruminações que duram horas. Por isso ficam desconfiadas quando explico que o caminho para sair da depressão é limitar a ruminação.

e. A depressão é uma doença biológica sobre a qual não tenho influência (biologia).
A quinta crença metacognitiva se baseia no entendimento comum de que a depressão é uma doença biológica ou genética. Existem pessoas com depressão que acreditam que têm um defeito no cérebro, que carecem de serotonina, que sofrem de pensamentos exclusivamente negativos, que são mais sensíveis ou que sua vida emocional é mais complexa que a dos outros. Quando está convencido de que sua depressão é causada por um defeito interno ou de que ela é uma característica específica sua, você deixa de reconhecer que é saudável e tem influência sobre sua condição. É crucial, para tentar ruminar menos, não culpar seu cérebro pela depressão e não vê-la como uma característica genética específica.

Retomando o controle

Quando iniciam a terapia metacognitiva, alguns pacientes estão convencidos de que não têm controle sobre a ruminação. Eles acreditam que os pensamentos simplesmente aparecem na sua cabeça, pedindo a atenção deles, e que não são capazes de controlar o tempo que passam ruminando. Outros ouviram tantas vezes que a depressão é causada por um defeito no cérebro que ficam bastante surpresos quando digo que não há nada de errado com o funcionamento do cérebro deles, mas com as estratégias que utilizam para lidar com seus pensamentos e sentimentos.

Se você se reconheceu no que eu disse até agora, gostaria de incentivá-lo a seguir com a leitura e dar uma chance à terapia metacognitiva. Porque, repito, você *tem* influência. Você *pode* ajudar a si mesmo a evitar sintomas de depressão e, em muitos casos, a superá-la completamente. Na terapia metacognitiva, você – exatamente como as cinco pessoas que vai conhecer neste livro – aprende a:

1. Ficar atento a pensamentos-gatilho e a ruminações para ser capaz de intervir a tempo.

2. Acreditar que tem controle sobre a ruminação e pode limitá-la.

3. Livrar-se da crença de que ruminações trazem soluções para seus problemas, sejam eles relacionados ao trabalho, à sua vida pessoal ou até mesmo decorrentes da preocupação com sua depressão e do medo de não ser capaz de superá-la.

4. Seguir um plano de ação independentemente do seu humor, pois você é capaz de fazer coisas do dia a dia que não quer fazer.

5. Acreditar que seus pensamentos e sentimentos são normais e inofensivos e que seus genes não são vítimas da depressão.

Durante a terapia metacognitiva os pacientes são ensinados a superar as crenças que atravancam seu caminho. Eles aprendem a reduzir a ruminação e a ver que podem desempenhar um papel importante na prevenção e na superação do desânimo e da depressão.

Naturalmente, a terapia metacognitiva não impede que sentimentos de tristeza surjam quando a vida é dolorosa. Mágoa, ansiedade e dor são sentimentos que todos vivenciam. Mas, com essa nova abordagem, você pode descobrir que não precisa ruminar tanto e aprender a assumir o controle.

CAPÍTULO 2

FIQUE ATENTO AOS PENSAMENTOS-GATILHO

Ruminação, preocupação, comportamento vigilante e mecanismos de enfrentamento inadequados – tudo isso pode parecer demais para compreender ou um desafio difícil de superar. Como podemos nos libertar de hábitos antigos? Isso é possível? Não posso prometer que vai ser fácil ou rápido. Mas quero lhe garantir que é possível. Nos próximos quatro capítulos, vou guiá-lo no passo a passo da jornada metacognitiva. Este capítulo vai mostrar como podemos ficar mais atentos aos pensamentos-gatilho que desencadeiam ruminações. No Capítulo 3, veremos como assumir o controle da ruminação usando a terapia metacognitiva. O Capítulo 4 vai apresentar os dilemas que podemos encontrar no caminho para o estabelecimento de novas crenças. E o Capítulo 5 vai descrever como podemos manter essas estratégias e esse planejamento para dar vida aos nossos sonhos.

O cérebro nos bombardeia com pensamentos – 24 horas por dia, sem descanso. Como outros órgãos do corpo, ele faz isso de maneira automática e contínua. O coração bate, o estômago digere e o cérebro cria pensamentos e imagens infinitos. O conteúdo dessa criação é uma mistura de tudo em que prestamos atenção e de tudo que está na nossa memória.

Tente fazer estas perguntas a si mesmo:

- Quantos pensamentos tive ontem?

- Onde esses pensamentos estão agora?

É impossível responder. Ninguém é capaz de contar seus pensamentos um por um. Eles têm vida própria. Não dá para dizer onde começam e onde terminam, pois interagem entre si e se cruzam uns com os outros, não possibilitando uma prestação de contas. Pesquisadores estimam que uma pessoa tem entre 30 mil e 70 mil pensamentos por dia. Mas essa estimativa não diz para onde esses pensamentos vão e que critérios usamos para priorizar uns e deixar outros para lá. Esse processo não é tão simples.

Podemos comparar nossos pensamentos aos trens de uma estação com várias plataformas em um dia movimentado. Há trens intermunicipais, trens locais e talvez até um metrô, todos chegando e partindo o tempo todo, vindo de inúmeros lugares e com centenas de destinos diferentes. Cada trem representa um pensamento ou uma sequência de pensamentos.

Vamos tomar como exemplo o seguinte pensamento: "O que devo preparar para o jantar?" Esse pensamento pode, por assim dizer, chegar à nossa plataforma mental enquanto estivermos fazendo outra coisa – por exemplo, lendo um livro ou lendo e-mails no celular. Podemos flagrar esse pensamento e perceber que vários outros vão se juntando a ele: "O que tem na geladeira? Talvez eu devesse comprar batatas e brócolis no caminho para casa." Mas pode ser também que descartemos esse pensamento, deixando o trem passar por nós, ao nos lembrarmos de repente que o vizinho nos convidou para jantar. Ou quem sabe simplesmente deixemos o pensamento sobre o jantar esperando na plataforma – somente até estarmos preparados para embarcar nele – e voltemos nossa atenção ao livro ou ao celular, completamente envolvidos no que estamos fazendo.

A questão é se estamos cientes da escolha que fazemos ao nos envolver ou não com o pensamento. O que acontece com um pensamento no qual não investimos energia? A resposta é que, quando não nos agarramos ao pensamento, ele fica esperando na plataforma ou simplesmente passa direto por nós.

A maioria dos 30 mil a 70 mil pensamentos que o cérebro produz todos os dias é totalmente insignificante. Mas alguns nos afetam. São pensamentos que têm alguma importância para nós e, por um ou outro motivo, demandam nossa atenção. Na terapia metacognitiva, nós os chamamos de "pensamentos-gatilho", pois podem desencadear uma reação forte.

Pensamentos-gatilho podem ser positivos: por exemplo, ficamos felizes ao imaginar uma viagem de férias com a família toda para uma ilha grega ou ao pensar em noites de verão agradáveis banhadas pelo luar.

Esses pensamentos podem, no entanto, também ser negativos e nos prender em uma teia de ruminações: por exemplo, pensar em ser demitido de um emprego, em um conflito no trabalho ou em problemas familiares. Quando a vida está difícil, é natural ter mais pensamentos-gatilho. Eles podem ser o primeiro passo em direção aos sintomas depressivos, portanto é crucial conseguir identificar nossos pensamentos-gatilho a tempo. Assim podemos deixá-los passar antes que saiam do controle.

Mas como sabemos quais dos milhares de pensamentos que temos são pensamentos-gatilho? Pode ser bastante difícil identificá-los. Um pensamento-gatilho é a primeira de uma sequência de associações que ainda não se transformaram em ruminação de longo prazo, como um trem ao qual são engatados cada vez mais vagões, um atrás do outro, e que vai progressivamente ficando mais pesado e mais lento até não conseguir mais subir a menor das colinas. É o que acontece com os nossos pensamentos-gatilho. Quanto mais tempo gastamos com eles, mais pesados ficam.

Nós escolhemos nosso destino

Aprender a mudar nosso sistema interno de monitoramento começa com aprender a identificar nossos pensamentos-gatilho e decidir se vamos embarcar neles ou vamos ficar na plataforma e deixá-los partir sem nós.

Os pensamentos vêm de formas diversas. Não vão faltar aqueles que criam problemas para nós. Alguns – como o do jantar – são neutros. Quando, às dez da manhã, penso "O que devo fazer para o jantar?", provavelmente decido rápido se vou fazer couve-flor com queijo ou frango ao curry, ou deixo esse pensamento de lado até ir ao mercado à tarde. Outros pensamentos podem ser mais difíceis de observar passivamente e deixar passar. Um pensamento como "Por que fico tão triste o tempo todo?" pode levar a ruminações como "Meus colegas definitivamente não gostam de mim. Cometo erros demais no trabalho. Sou uma mulher chata e uma esposa chata. Me pergunto se meu marido é infeliz no casamento." O que é crucial é a atitude de deixar-se levar pelo pensamento ou deixá-lo passar. Embora o pensamento "Por que fico tão triste o tempo todo?" pare à minha frente e abra as portas, *eu não sou obrigada a embarcar.* Se entro (começo a analisar o pensamento), o trem engata um monte de vagões (dispara vários outros pensamentos) e assim vai ficando mais e mais pesado, e perdendo velocidade.

Ou, em vez de trens, podemos imaginar que nossos pensamentos são os pratinhos na esteira rotativa de um restaurante japonês. Pratos de sushi (pensamentos) passam um na sequência do outro. Você escolhe se vai pegá-los ou deixá-los passar. Se não pegar os rolinhos de peixe, eles vão permanecer na esteira e, depois de um tempo, desaparecer de vista. Mesmo que voltem depois, você ainda não é obrigado a pegá-los. O mesmo se aplica a pensamentos como "Estou triste". Você pode pegá-lo ou deixá-lo passar.

Mesmo algo relativamente neutro como "O que vou fazer no fim de semana?" pode ser um pensamento-gatilho. Outros pensamentos podem logo se unir a ele: "Não tenho planos. Será que convido alguém para fazer alguma coisa? E se ninguém estiver livre, ou se aceitarem só por educação? Ando tão chato, preguiçoso e entediante. Não quero participar de conversas. Então, o que vou fazer? Simplesmente ficar entediado? Minha vida é um tédio." Um pensamento leva a outro e, depois de uma hora ruminando, o pensamento que fica pode ser: "Minha vida é vazia e sou tão chato que ninguém gosta da minha companhia. Tudo está perdido. Sou um fiasco."

Esse exemplo mostra como um pensamento aparentemente neutro pode levar a ruminações existenciais. E revelam como essas especulações podem resultar em conclusões depressivas se ficarmos às voltas com elas durante horas todos os dias.

O QUE FAÇO NA MINHA CLÍNICA

COMO IDENTIFICAR A EXTENSÃO DA RUMINAÇÃO

Quando uma pessoa me procura em busca de ajuda para vencer a depressão, inicio o tratamento com uma conversa sobre a SAC. Tento fazê-la entender como sua SAC se manifesta, para que ela redescubra o controle sobre os elementos da SAC que são mais proeminentes no seu caso. Nem todas as pessoas têm o mesmo nível de ruminação, preocupação e comportamento vigilante nem os mesmos mecanismos de enfrentamento inadequados. Portanto, é benéfico para a terapia que meu paciente e eu trabalhemos juntos para avaliar esse nível e chegar à resposta mais exata possível.

Para muitas pessoas, pode parecer difícil avaliar a extensão da sua ruminação e do seu comportamento vigilante. Mas podemos construir uma imagem relativamente precisa desses comportamentos com um método bem simples.

Peço aos pacientes que classifiquem, em uma escala de 0 a 100, quanto eles ruminaram, se dedicaram aos seus pensamentos e sentimentos ou tentaram evitá-los e reprimi-los na última semana.

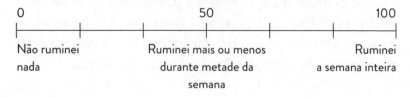

Uma mulher me procurou depois de descobrir que o marido tinha sido infiel. Naquele momento ela passava a maior parte do dia ruminando o relacionamento. O marido estava aflito, arrependido e garantia que não tinha desejo por nenhuma outra mulher, que a infidelidade tinha sido um erro terrível. O casal concordou em ficar junto, mas a mulher tinha dificuldade de voltar a confiar no marido e pensamentos-gatilho davam voltas na sua cabeça: "Será que ele está sendo totalmente sincero quando diz que quer ficar comigo? Por que ele foi infiel?"

Ela começou a verificar o celular e o Facebook do marido na esperança de ficar mais tranquila ao não encontrar sinais de novos casos. Essa estratégia pertence à categoria dos mecanismos de enfrentamento inadequados – inadequados porque ela não ficou mais tranquila.

De seis a oito horas por dia ela pensava coisas como: "Tem algo errado comigo? Sou uma esposa ruim? Sou muito mal-humorada?" Tinha dificuldade para dormir, pouca energia e ficou cansada e deprimida.

Minha paciente sabia que estava ruminando, mas não percebia que fazer isso reforçava os pensamentos tristes. Pelo contrário, estava convencida de que assim conseguiria encontrar respostas e parar de ter ciúme e de ficar triste.

Na terapia metacognitiva, ela começou a desenvolver uma nova compreensão dos seus sintomas. E conseguiu enxergar que a tentativa de encontrar soluções e respostas só prolongou o problema. Ela queria antes de mais nada se beneficiar da terapia e melhorar seu humor. Depois que aprendeu a limitar a ruminação e os sintomas depressivos diminuíram, passou a ter mais energia e sua autoestima melhorou.

Mais adiante você vai conhecer as histórias de Natacha, Mette, Leif e Berit. Assim como essa minha paciente, o problema deles não era que tivessem pensamentos demais ou que só pensassem coisas negativas, e sim que se afligiam com esses pensamentos. Debruçavam-se e refletiam sobre eles, remoíam, analisavam, ruminavam. Pensavam demais, a ponto de esses pensamentos dominarem seu dia a dia e os deixarem deprimidos.

> **RUMINAMOS MUITAS COISAS AO LONGO DA VIDA**
> **Crianças e jovens** costumam ruminar a vida dos pais: "Por que mamãe ficou tão chateada com isso? O que aconteceria se meus pais se separassem?"
>
> **Adolescentes** especulam sobre o próprio corpo, sobre sexo, namorados ou namoradas e o futuro: "Os outros alunos da minha turma estão mais avançados que eu? Por que sou o único virgem do time de futebol? Por que recebi uma nota tão baixa no último trabalho? Será que vou passar de ano?"
>
> A **vida adulta** oferece muitos desafios e temas para ruminar – finanças, carreira, amizades e problemas de relacionamento podem ocupar muito espaço na nossa cabeça e causar estresse e sintomas de depressão: "Por que não sinto mais o que sentia em relação ao meu parceiro? Será que escolhi o emprego certo?"

Pensamentos-gatilho são pessoais

Muitos pensamentos diferentes podem ser gatilhos para nós. A Pessoa A pode se afligir com pensamentos-gatilho relacionados à culpa aos quais a Pessoa B nem reagiria. A Pessoa B, por sua vez, pode ter pensamentos-gatilho relacionados à ansiedade que nunca passaram pela cabeça da Pessoa A. Também é muito comum que os pensamentos-gatilho mudem com o tempo. Isso acontece porque eles refletem nossos sentimentos mais intensos. A depender de quais pensamentos sejam dominantes, a consequência pode ir de culpa extrema, estresse e ansiedade a irritação exagerada e mania.

Se você tem medo de ficar deprimido, ou se tende a se sentir desanimado e triste, saber que tipos de pensamento causam isso pode ser de grande ajuda.

- **Pensamentos-gatilho relacionados à tristeza:**
"Por que sou tão triste? Por que não sinto mais nada? Por que fico deprimido? Será que é o divórcio, a morte do meu pai ou o aborto que sofri?"

  Pensamentos-gatilho relacionados à tristeza costumam ser negativos, e ruminá-los reforça o mau humor e o desânimo. Esse tipo de pensamento-gatilho pode ser muito perigoso e levar a muitas ruminações depressivas.

- **Pensamentos-gatilho relacionados à raiva:**
"Por que ninguém me entende? Por que meu chefe / meu médico / meu cônjuge são tão indiferentes? As pessoas são idiotas e egoístas. Elas merecem ser punidas."

  Pensamentos-gatilho relacionados à raiva costumam ser agressivos, carregados de fantasias sobre como se vingar de outras pessoas e puni-las.

- **Pensamentos-gatilho relacionados à ansiedade:**
"O que vai acontecer se eu nunca melhorar? E se meu filho herdar minha sensibilidade? E se eu falir e tiver que sair da minha casa?"

  Pensamentos-gatilho relacionados à ansiedade costumam começar com "E se..." e podem levar uma pessoa a ter crises de ansiedade e a fazê-la evitar a qualquer custo determinadas situações e determinados lugares.

- **Pensamentos-gatilho relacionados à culpa:**
"Eu deveria me recompor. Deveria ser uma mãe melhor, mais presente."

    Pensamentos-gatilho relacionados à culpa costumam começar com "Eu devia...". Eles podem derivar para baixa autoestima, incapacidade de (ou falta de motivação para) tomar a iniciativa em atividades ou entrar em contato com outras pessoas para fazer planos, e fuga de determinadas situações – como costuma acontecer às pessoas que têm pensamentos-gatilho relacionados à ansiedade.

- **Pensamentos-gatilho relacionados à desesperança:**
"Minha vida não tem sentido. Nunca vai melhorar. Por que continuar vivendo e ser um fardo para minha família?"

    Muitos pensamentos-gatilho relacionados à desesperança provocam passividade, inação e incapacidade de fazer qualquer coisa. Na pior das hipóteses, esses pensamentos podem levar a pensamentos suicidas e, em casos raros, à tentativa de suicídio.

- **Pensamentos-gatilho relacionados ao suicídio:**
"Como acabar com tudo isso? Ninguém vai sentir minha falta. Queria estar morto."

    Depois de muitas ruminações prolongadas, não é incomum que surjam pensamentos suicidas. Pensamentos-gatilho relacionados ao suicídio podem levar uma pessoa a efetivamente tentar cometê-lo. Algumas pessoas chegam a escrever bilhetes de despedida. Quanto mais concretas as ruminações, mais fatais elas são, porque há ruminações suicidas que aumentam o risco de uma pessoa querer concretizar esse ato na vida real.

Para algumas pessoas, pensamentos suicidas podem parecer reconfortantes, porque dão a sensação de que há uma saída para a depressão. Ruminações suicidas podem, portanto, substituir as ruminações negativas e difíceis típicas da depressão.

Quero enfatizar que, se você tem pensamentos suicidas, deve procurar imediatamente orientação médica ou psicológica. Você não vai se curar apenas com este livro.

Agora que identificamos os pensamentos-gatilho, o próximo passo é descobrir quanto tempo por dia passamos ruminando. Antes de iniciar a terapia metacognitiva, os quatro pacientes cujas histórias vamos acompanhar neste livro passavam de seis horas por dia a quase o dia todo ruminando.

Pensamentos-gatilho podem ser verdades encarnadas

Algumas pessoas talvez fiquem intrigadas com a expressão "pensamentos-gatilho". Elas podem pensar que o termo indica que esse tipo de pensamento é trivial e sem importância. Mette, que você vai conhecer na página 103, tinha dificuldade com essa designação. Ela havia sofrido bullying de dois ex-colegas e estava em um estado terrível quando procurou minha ajuda. Mette achava o termo "pensamento-gatilho" condescendente, como se ela devesse ser capaz de simplesmente afastá-los da cabeça. Mas não é isso. Pensamentos-gatilho podem representar preocupações muito reais, como o medo que Mette sentia de encontros sociais depois de anos sofrendo bullying. Você também vai conhecer Leif (página 121), que tinha um medo real e enorme de morrer, e Natacha (página 70), que fala sobre o medo do fracasso. Pensamentos-gatilho podem ser verdades factuais, como ter sido abandonado, demitido ou ter passado por uma doença ou falência. Como os pensamentos se baseiam na verdade, é possível que você acredite que *deve* continuar se dedicando a eles.

Mas a verdade é que, mesmo que os pensamentos tenham raízes na realidade, ruminar não ajuda em nada. Não alivia a insegurança associada a uma demissão, não alivia a tristeza de ter sido abandonado, não alivia a dor ou a doença nem a indignação de ser intimado a comparecer à vara de falências. Ruminar não contribui para a felicidade, a autoestima e o discernimento – muito menos para conseguir um novo emprego ou para ter mais saúde e segurança financeira. Só mantém os pensamentos vivos, nos fazendo repetidamente questionar se merecemos ser amados ou se alguém vai nos empregar novamente. São pensamentos que podem deixar deprimido qualquer um que os rumine.

Podemos aprender quais coisas nos deixam desconfortáveis sem gastar muita energia nisso. Quando olho para todas as verdades da minha vida, vejo que *sei* muitas coisas com as quais não gasto muita energia. É um tipo de conhecimento que posso simplesmente deixar que se manifeste por si mesmo.

Sei que gosto de comida tailandesa com bastante pimenta e que não suporto fígado. Às vezes sei muito antes de uma eleição em quem vou votar e em quem não vou votar. Sei em que dia da semana estamos. Sei qual ônibus preciso pegar para ir ao centro da cidade. Mas essas verdades não têm muito significado para mim. Temos toda uma série de conhecimentos sobre coisas desagradáveis que não ficam ocupando nossa mente durante horas todos os dias. Mas, quando essas coisas desagradáveis são pessoais, podemos pensar nelas por mais tempo. Todos já nos consideramos fracassados. Em alguns momentos sei que sou boa o bastante; em outros, sei que sou estúpida. Mas por que ficar ruminando isso se ruminar pode trazer mais tristeza? Mesmo que eu esteja totalmente convencida de que, sim, sou um fracasso, esse sentimento vai desaparecer sozinho e minha autoestima vai voltar se eu tentar não reforçar essa convicção. A questão é que verdades desagradáveis não precisam ter mais espaço na nossa mente que as verdades factuais.

É crucial assumir o controle e decidir quanto tempo, quanta energia e quanta atenção queremos dedicar à ruminação. Quando decidimos reduzir o tempo gasto com isso, percebemos que, mesmo em circunstâncias difíceis, podemos controlar a ruminação e, assim, evitar ter que lidar com mais um problema: a depressão.

A jornada do primeiro pensamento-gatilho até a depressão é longa e envolve muita ruminação. Muitos dos meus pacientes chegam a gastar várias horas por dia ruminando. Isso provoca sintomas depressivos, como sensação de desânimo, desesperança e estagnação e, às vezes, problemas de sono. Não estou detalhando essas consequências para desanimá-lo, mas para enfatizar a importância de você conhecer seus pensamentos-gatilho. Só assim poderá escolher o que fazer com eles no decorrer da vida.

A ilustração a seguir – do modelo metacognitivo de Adrian Wells – mostra o caminho que percorremos dos pensamentos-gatilho até a depressão. Observe, no entanto, que não há uma seta que vai dos pensamentos-gatilho direto para a depressão. Não são os pensamentos-gatilho negativos que causam sintomas depressivos. Eles duram apenas alguns segundos. O que causa sintomas depressivos são as muitas horas que passamos processando-os.

Podemos, portanto, ter pensamentos e convicções negativos sem entrar em depressão. Todos conhecemos alguém que nunca entrou em depressão apesar de ter enfrentado dificuldades financeiras, problemas de saúde ou emocionais e, portanto, pensamentos negativos.

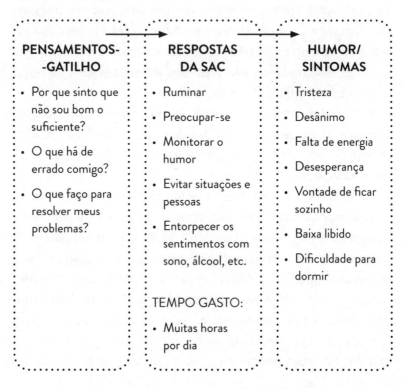

Fonte: modelo metacognitivo de Wells (2009)

Muitos de nós já passamos por isso. Podemos pensar "Por que não sou bom o bastante?" sem que esse pensamento leve a depressão.

Como dito, as causas da depressão podem ser encontradas nas nossas estratégias inadequadas para lidar com pensamentos-gatilho. A ilustração acima mostra como esses pensamentos, quando tratados durante muito tempo com respostas da SAC, podem afetar nosso humor e causar sintomas de depressão. Se um pensamento-gatilho surge pela manhã e eu embarco no trem e começo a processá-lo e a analisá-lo durante horas, provavelmente vou estar de mau humor à tarde. Um pensamento-gatilho como "Qual é o sentido da minha vida?" pode facilmente nos levar a "Minha vida não tem sentido!". O tempo que gastamos especulando os acontecimentos interiores e exteriores da vida determina se vamos experimentar um sentimento natural de angústia e tristeza ou se vamos desenvolver depressão clínica.

Vou repetir: não são os pensamentos negativos em si que causam depressão. Não precisamos transformá-los em pensamentos positivos. Precisamos apenas deixá-los passar.

Quando as pessoas me procuram para fazer terapia, de início mostro uma cópia em branco da ilustração anterior, que elas podem preencher com seus pensamentos-gatilho, suas respostas e seus sintomas. Pergunto quais pensamentos as afetam diretamente e disparam ruminações. Em vários momentos, também mostro o formulário preenchido (página 80), porque pode ser difícil ver com clareza os próprios pensamentos-gatilho e as estratégias usadas. Então peço a elas que falem sobre a última vez que ficaram desanimadas ou estiveram de mau humor e pergunto: "Qual foi o primeiro pensamento que levou você a isso?" A resposta para essa pergunta é o pensamento-gatilho.

Em seguida, pergunto o que elas fizeram com aquele pensamento: "Você o deixou passar ou fez alguma coisa com ele?" A maioria relata ter se dedicado a ele. Pergunto quanto tempo por dia elas passam ruminando pensamentos-gatilho, monitorando o humor, se preocupando com e se dedicando a coisas que eu considero "mecanismos de enfrentamento inadequados", como evitar situações de que não gostam ou entorpecer os sentimentos com álcool. Anoto o tempo que elas gastam fazendo isso na coluna central do formulário.

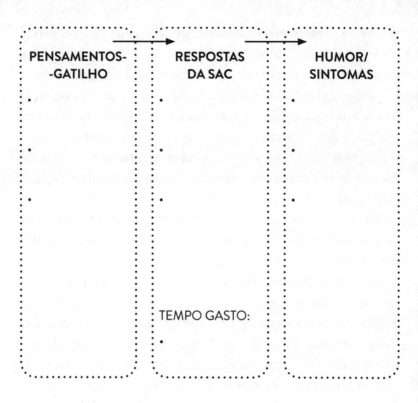

O QUE FAÇO NA MINHA CLÍNICA

RECONHECER PENSAMENTOS-GATILHO E O TEMPO GASTO COM RUMINAÇÕES

Na minha clínica, começo o tratamento terapêutico discutindo com meu paciente os pensamentos dele. Isso pode parecer um pouco abstrato, mas é o primeiro passo para reconhecer seus pensamentos-gatilho e sua ruminação.

Por exemplo, pergunto: "Em que momentos você rumina? Quanto tempo você passa ruminando?" E o mais importante: "Quais pensamentos-gatilho causam essa ruminação?"

Peço a ele que tente reconhecer o mais rapidamente possível quando está ruminando para que não passe muito tempo fazendo isso. Não é necessariamente fácil. Nossos pensamentos podem nos ocupar o tempo todo, do percurso de casa até o trabalho, enquanto preparamos uma refeição ou assistimos a um programa de TV que queríamos muito ver, mas do qual acabamos não conseguindo lembrar muito porque estávamos pensando em outras coisas. Quanto mais tempo gastamos com a ruminação, maior o risco de desenvolvermos sintomas de depressão.

NATACHA

*"Aprendi a deixar os pensamentos
passar e a mudar o foco."*

Quando meu médico recomendou que eu fizesse terapia metacognitiva em grupo, fiquei chateada. Eu não tinha forças para falar sobre todos os meus problemas e ouvir as experiências ruins dos outros.

Eu tinha contado ao meu médico tudo que havia acontecido quando estava na escola, todas as escolhas difíceis que tive que fazer no que dizia respeito à educação e aos meus sentimentos. Também tinha contado essas coisas ao psiquiatra e sentia que não conseguiria falar sobre aquilo tudo de novo. Sabia que ficaria chateada e esgotada. Então foi extenuante ir à terapia em grupo pela primeira vez. Mas, quando estava sentada lá com os demais, percebi que não fazia diferença qual bagagem emocional cada um tinha trazido. Foi uma experiência libertadora, que me mostrou um novo modo de pensar. Antes eu me esforçava para estruturar meus pensamentos e ter pensamentos lógicos e positivos com o psicólogo. Foi um alívio aprender que podemos controlar quanta energia gastamos com nossos pensamentos. Não podemos controlá-los, mas podemos controlar a atenção que dedicamos a eles. Isso significava que, na verdade, eu não precisava ficar pensando o tempo todo.

Na terapia metacognitiva, aprendi que não faz diferença se tenho medo de algo real ou de algo irreal. O importante é compreender que eu mesma posso controlar quanta atenção e quanta energia quero dedicar às experiências e aos acontecimentos da minha vida. Esse modo de pensar mudou completamente minha vida. Independentemente do que aconteça comigo, posso controlar a maneira com que lido com meus pensamentos.

Uma adolescência difícil

Meus sintomas começaram na infância. Eu tinha 3 anos e minha irmã havia acabado de nascer quando minha mãe teve uma doença grave. Durante alguns anos ela passou bastante tempo longe de casa, internada. Foi quando comecei a ter fortes dores de estômago.

Na escola eu me saía bem, mas tinha dificuldade de socializar e sentia que as outras garotas me ignoravam. Os problemas estomacais voltaram quando eu tinha 14 anos e, como os médicos não encontraram nenhuma causa física, fui encaminhada a um psicólogo, que me deu o diagnóstico de depressão relacionada a estresse, decorrente de ansiedade de desempenho. Apesar do apoio do meu pai e do psicólogo, a depressão viria a ser algo recorrente na minha vida. A pior fase foi no início do ensino médio, quando desenvolvi depressão grave e ansiedade.

Fiz terapia cognitivo-comportamental, o que ajudou bastante, mas parei cedo demais. Quando comecei a alucinar e a ouvir vozes, procurei um psiquiatra. Fui à primeira consulta e não voltei mais, porque mudei para outra cidade com meu namorado a fim de me afastar de tudo. Comecei a me sentir melhor – mas isso não durou muito.

Saí da escola e me matriculei em um curso técnico e consegui um emprego em um posto de gasolina. Pouco tempo depois, o subgerente adoeceu e assumi o lugar dele. Descobri que era um trabalho muito satisfatório e no qual era boa.

Depois que terminei o curso técnico, comecei a cursar pedagogia; frequentei a faculdade durante seis meses antes de engravidar. Meu namorado e eu queríamos muito ser pais, mas o fato de a faculdade ficar a duas horas de casa me deixava estressada. Além disso, eu direcionava muita energia à socialização, porque sempre me preocupava que os outros não gostassem de mim. Conversei sobre isso com meu médico, pois tinha medo de que essa tensão afetasse a gravidez. Finalmente, tirei uma licença em razão do estresse.

Mas foi só quando eu estava em licença-maternidade que meu médico recomendou a terapia metacognitiva.

Meu maior problema sempre foi pensar demais. Eu fazia listas, planejava coisas, ruminava, especulava. Tinha o hábito de pensar demais em absolutamente tudo, de "Será que alguém ficou irritado com aquilo que eu disse ontem?" e "Meu cabelo está bom agora?" a "Será que as pessoas com quem converso me acham burra?" e "Estou feia e gorda?". Se eu não colocasse um filme ou uma série para assistir, uma das poucas coisas que afastavam esses pensamentos, eles ficavam rondando minha cabeça o tempo todo. Ao mesmo tempo, eu tinha dificuldade de relaxar e dormir. Meu cérebro nunca parava.

Descobrindo o significado
Acabei me encontrando na terapia metacognitiva em grupo. Sempre me interessei muito por autodesenvolvimento e lá aprendi que autoanálise demais pode criar problemas.

A psicóloga disse aos participantes que eram céticos em relação à terapia metacognitiva que eles não precisavam acreditar nela. Só precisavam experimentar. Isso me impressionou muito. Quando descobrissem que a terapia metacognitiva funcionava, os participantes largariam tudo que estivessem fazendo no momento – prática do pensamento positivo, meditação ou atenção plena.

Acredito que ajudamos muito uns aos outros na terapia em grupo. Ficávamos duas horas falando sobre coisas ruins, como eu fazia em outras terapias. Cada um tinha um minuto e meio para contar ao grupo o motivo de estar ali. Com isso, progredíamos rápido. Era bem aleatório, não fazia diferença nenhuma se tínhamos transtorno alimentar, estresse pós-traumático, depressão ou qualquer outra coisa. Descobrimos que cada um tinha pensamentos-gatilho diferentes. Era ótimo ouvir os outros.

Eu tinha dificuldade de deixar os pensamentos passar e observá-los passivamente. Mas era boa em mudar o foco de dentro para fora. Então aprendi a me concentrar no que estava fazendo no momento. Se estava tomando banho, por exemplo, e começava a ruminar, pensava nas bolhas de sabão. Isso me deu força em situações nas quais, antes, eu teria sido dominada por um sentimento. Hoje consigo deixar as coisas passar com mais facilidade, porque não me culpo por estar irritada ou chateada. Só me concentro em outra coisa.

Uma das metáforas que ouvimos durante as sessões se tornou uma das minhas favoritas: "Não há como se afastar de uma porta se você está tentando mantê-la fechada." Não há como se afastar de um pensamento se você está tentando se agarrar a ele. Você tem que deixá-lo passar e se afastar. Vá para outro lugar. Você não precisa reprimi-lo ou dizer a ele que não deveria estar ali. Apenas mude o foco, preste atenção em outra coisa.

Recentemente, uma pessoa da minha família realizou uma tomografia para detectar um possível tumor no cérebro. Os médicos encontraram um nódulo, mas não tinham certeza, então pediram outra tomografia. Antes, eu teria passado muito tempo pensando sobre isso e ficado chateada, mas hoje, quando os pensamentos de preocupação surgem, sei que não consigo fazer nada de construtivo com eles. Reconheci que posso deixar meus pensamentos passar. Não preciso investigar nada. Apenas espero que a pessoa em questão me diga o que está acontecendo. Hoje, sempre que um pensamento-gatilho surge, eu simplesmente o deixo passar. E toco meu dia.

Pela primeira vez desde que tinha 14 anos, acredito que não vou voltar a ter sintomas depressivos. Eu sempre pensava, quando passava um período bem, que era apenas questão de tempo até que os sintomas voltassem. Mas desta vez tenho certeza de que não vou ter depressão de novo. Tenho estratégias para evitá-la. Não me preocupo mais com ela, o que é ótimo. E foram necessárias apenas 12 horas de terapia para conseguir isso!

Estou de volta ao mercado de trabalho. Sou subgerente de um posto de gasolina. E estou feliz com isso. Preciso aproveitar a vida. Estou mesmo muito feliz de poder voltar a fazer as coisas – voltar a viver.

A JORNADA DE NATACHA
DOS PENSAMENTOS-GATILHO À DEPRESSÃO

Natacha, que teve uma infância difícil, desenvolveu depressão e ansiedade bem cedo. O ponto de partida dos seus pensamentos-gatilho era o medo do fracasso e a tentativa de buscar respostas para coisas que tinham acontecido. Os pensamentos-gatilho surgiam no fim da tarde e nos dias em que ela devia ter passado, ou tinha acabado de passar, um tempo com outras pessoas.

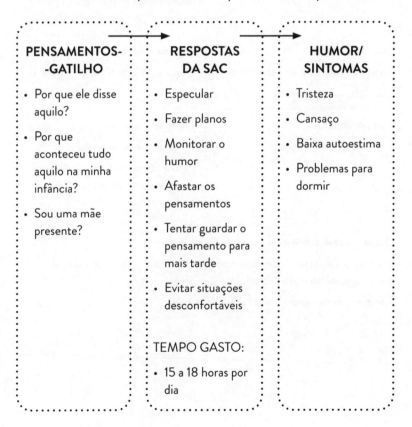

ESTRATÉGIAS ANTIGAS DE NATACHA QUE CONTRIBUÍAM PARA OS SINTOMAS	NOVAS ESTRATÉGIAS DE NATACHA QUE A AJUDARAM A SUPERAR OS SINTOMAS
Estilo de pensamento: Analisava, me preocupava e ruminava com outras pessoas. Tentava pensar logicamente e fazer planos.	**Estilo de pensamento:** Passo menos tempo ruminando e separei um horário do dia para isso. Rumino menos com os outros. Passo menos tempo tentando processar pensamentos negativos.
Foco da atenção: Meus pensamentos e sentimentos. Fazer planos e controlar.	**Foco da atenção:** O que está acontecendo à minha volta.
Comportamento: Evitava muitas situações.	**Comportamento:** Tomo decisões mais rápido. Faço as coisas independentemente dos meus pensamentos e sentimentos.

O que aprendi sobre meus pensamentos:

Aprendi que controlo quanto tempo rumino e faço planos. Sou eu que decido quanta atenção dedico aos meus pensamentos.

Aprendi que não encontro soluções ao ruminar.

CAPÍTULO 3

VOCÊ É CAPAZ DE ASSUMIR O CONTROLE

Tendo identificado seus pensamentos-gatilho e seus hábitos de ruminação, você vai aprender que quem controla o tempo das suas ruminações é você. Na primeira sessão de terapia metacognitiva, costumo perguntar aos meus pacientes se eles têm ideia de quanto conseguem controlar a ruminação. A maioria diz que é impossível controlar.

Então mostro a escala a seguir e peço que marquem nela quanto de controle eles acham que têm. Se a resposta é 100%, então estão convencidos de que não têm nenhum controle sobre a ruminação. Se a resposta é 0%, acreditam que têm total controle sobre ela. A maioria dos pacientes, no entanto, responde entre 50% e 100%, o que significa que a ruminação, a seu ver, está, em maior ou menor grau, fora do seu controle.

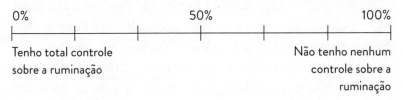

Alguns pacientes dizem que nunca conseguiram controlar a ruminação; outros, que perderam a sensação de controle.

Independentemente das suas convicções, garanto que eles sempre tiveram esse controle e podem redescobri-lo. Uso a terapia metacognitiva para guiá-los na redescoberta do próprio senso de controle e ensinar-lhes as técnicas de atenção para controlar a ruminação (vamos aprendê-las em breve).

Na introdução da sessão de terapia na qual o paciente vai redescobrir seu controle, costumo pedir a ele que faça o seguinte:

Imagine que você está sentado em casa pensando profundamente sobre algum problema da sua vida. Sem que você perceba, seu humor se deteriora. O problema que você estava ruminando é substituído por outro e depois de um tempo sua cabeça se torna um amontoado de pensamentos sombrios. De repente alguém toca a campainha. É uma vizinha que está sem leite e veio pedir um pouco emprestado. Você a convida para entrar e, enquanto procura o leite na geladeira, vocês conversam brevemente sobre o tempo. Em um curto período, sua atenção se direcionou a outra coisa que não os pensamentos sombrios sobre sua situação desesperadora. O que aconteceu com seu humor? É provável que esteja um pouco melhor.

Sem perceber, você saltou do trem quando sua vizinha tocou a campainha. A interrupção colocou uma pausa na sua ruminação – ou talvez até tenha colocado um ponto-final nela. O que você diria sobre seu autocontrole? Quem controla sua ruminação? A vizinha ou você?

Você sem dúvida poderia ter continuado ruminando enquanto a vizinha falava sobre o tempo, esperando você pegar o leite. Então, da próxima vez que ela vier pedir alguma coisa, tente ver se você consegue ausentar-se um pouco da conversa e começar a ruminar conscientemente algo que não seja aquilo de que vocês estão falando. Tenho certeza que você vai conseguir. As pessoas são muito boas em pensar quando querem pensar.

Já que pode se obrigar a ruminar seus problemas, você também pode se obrigar a parar de ruminar. É fácil concluir que uma interrupção externa apenas pode parar uma sessão de ruminação. Mas, pensando logicamente, você vai perceber que sua vizinha não tem o poder ou a força de controlar qualquer outra mente a não ser a dela. É você quem decide dispensar seus pensamentos e direcionar a atenção para a conversa com a vizinha. É você, portanto, quem controla sua ruminação.

Quando meus pacientes reagem a essa conclusão com desconfiança e com o cenho franzido, peço a eles que pensem na última vez que ruminaram problemas ou sintomas. Quanto tempo passaram fazendo isso? Cinco horas? Por que não mais? O que evitou que eles ruminassem durante dez ou quinze horas? Não é o tamanho do problema que determina por quanto tempo a pessoa vai pensar nele, é a própria pessoa que faz essa avaliação.

Como mencionei, nós superamos o problema de pensar demais pensando menos, ruminando menos. Portanto, na terapia metacognitiva não combatemos nem transformamos pensamentos, apenas reduzimos nosso tempo de ruminação. Durante a terapia, apresento três métodos para isso. Todos três exigem uma mudança no sistema de controle interno, para que convicções e hábitos antigos possam ser trocados por novos.

O primeiro método é o **adiamento**. Com ele, os pacientes podem postergar a ruminação até determinado momento que eles mesmos definem. Chamamos esse momento de *tempo para ruminação*. Antes e depois do tempo para ruminação, sugiro que os pacientes usem o segundo e o terceiro métodos.

O segundo ensina os pacientes a **controlar a atenção**, independentemente dos pensamentos-gatilho.

E com o terceiro eles aprendem a **desviar a atenção**, para que apenas observem os pensamentos-gatilho, evitando agarrar-se a eles.

Precisamos fazer uma escolha quando os pensamentos-gatilho surgem, como ilustrado no modelo a seguir.

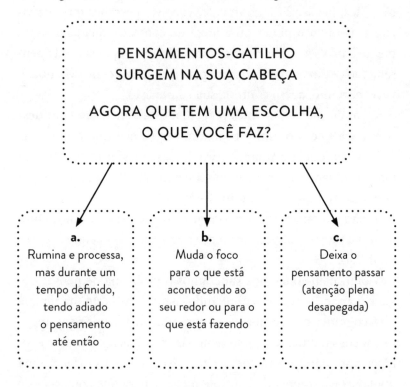

Estávamos no controle o tempo todo

Vamos abordar os três métodos, um de cada vez. Antes de começarmos, quero enfatizar que ruminar vai, em primeiro lugar, causar uma queda no humor e aumentar o risco de sintomas de depressão.

Todos temos pensamentos negativos quando pensamos nos nossos problemas. Temos problemas de relacionamento, fracassamos na escola e no trabalho e nos decepcionamos com amigos e familiares. Como resultado, ficamos nos perguntando: por que me abandonaram? Por que não consegui aquele emprego se sou qualificado para a vaga? Por que meus amigos não querem viajar comigo?

Pensamentos negativos costumam desaparecer sozinhos. Depois de um tempo, a vida real se impõe e experiências antigas ficam em segundo plano. Desse modo, podemos acreditar que são os fatores externos (como a vizinha que vem pedir leite e com quem batemos papo) que controlam nosso cérebro e aquilo que pensamos. Não é verdade. Nós mesmos temos o poder de decidir quais estratégias vamos usar para controlar nossos pensamentos-gatilho. Podemos deixar o trem do pensamento negativo passar – o que pode, sim, nos deixar um pouco chateados ou tristes – ou podemos embarcar nele e nos deixar levar. Quanto mais tempo ficarmos nessa rota, maior o risco de nossos sentimentos aumentarem.

Às vezes usamos a palavra "expurgar" para descrever o foco excessivo em uma experiência ou um sentimento. Por exemplo, decidimos expurgar problemas de relacionamento depois de uma briga ou de um término colocando para tocar nossa música preferida várias vezes durante horas para chorar até esgotarmos toda a nossa tristeza. Escrevemos diários, conversamos com familiares e amigos e analisamos sozinhos nossos sentimentos para "descarregar as coisas ruins" e tentar assumir algum controle sobre a tristeza. No entanto, por mais que tentemos, isso não dá certo. O choro não esgota nossa tristeza, não tira as coisas ruins de dentro de nós. Pelo contrário: mantém esses problemas de relacionamento vivos e faz com que nos agarremos a eles até que resultem em depressão.

No decorrer dos anos em que tenho praticado a terapia metacognitiva, já me perguntaram muitas vezes: "O que faço com todos esses pensamentos? Devo afastá-los?" Minha resposta é um "não" retumbante. Uma vez que o problema não está no fato de que temos pensamentos, a solução não é reprimi-los. Nem é boa ideia entorpecê-los com álcool, comida, sexo, drogas, automutilação, horas extras no trabalho ou joguinhos de celular. Distrações ou táticas diversivas são tentadoras mas ineficazes. De uma coisa você pode ter certeza: os pensamentos negativos vão voltar à superfície, como um pato de borracha na água, assim que parar de reprimi-los ativamente.

Às vezes meus pacientes dizem que ruminam um pensamento específico para evitar ruminações mais angustiantes. Enquanto nossa mente estiver cheia de preocupações diárias – envolvendo finanças, compras e limpeza –, não haverá espaço para pensamentos-gatilho piores, como "Eu amo mesmo meu marido?" ou "Eu tenho algum valor?". Chamo essa estratégia de "ruminar a estratégia de ruminação". Nem preciso dizer que isso não resolve nenhum problema. Na verdade, essa estratégia é tão sufocante a longo prazo que pode levar à depressão. A solução é deixar o pensamento passar. Ou como Wells costuma dizer: "Fazer tudo que puder para não fazer nada." Isso significa que quanto menos coisas você fizer com seus pensamentos, melhor vai ser para você.

a. Adiamento: definindo um tempo para a ruminação

Pode parecer extremamente atraente – quase irresistível – deixar-se levar pelos pensamentos-gatilho quando eles surgem. "Por que meu namorado falou aquilo ontem? O que ele quis dizer? Por que tenho a sensação de que ele está sendo infiel? Como recupero a confiança nas pessoas?" Pensamentos-gatilho podem ser sobre problemas, desafios e dificuldades reais, que exigem, sim, raciocínio para serem resolvidos. Precisamos pensar bem para alcançar alguma compreensão e encontrar a melhor resposta. Nosso chefe pode ter problemas reais de controle de raiva, não à toa ficamos assustados e inseguros perto dele. Podemos ter que escolher um curso de faculdade ou um plano de carreira dentro de um prazo. Podemos ficar decepcionados e nos sentir traídos depois que nosso cônjuge foi infiel.

Temos que enfrentar esses desafios. Não podemos evitar que os pensamentos apareçam nem controlar quando aparecem, mas podemos limitar quanto pensamos neles. Longas ruminações diárias não trazem soluções mais inteligentes que aquelas que encontramos em menos tempo. Nosso chefe não vai ser mais gentil porque passamos dez horas por dia ruminando as atitudes dele. Não vamos decidir melhor que curso faremos se ficarmos pensando sem parar nas opções. Não podemos voltar para a época em que nosso parceiro ainda não tinha sido infiel. Essa ruminação excessiva raramente leva a alguma clareza; o mais comum é que nos deixe mais perdidos.

Devemos separar um tempo para a ruminação: um período limitado durante o qual nos permitiremos analisar nossos problemas. Muitas pessoas escolhem ruminar quando estão no carro a caminho do trabalho, ou enquanto preparam uma refeição, ou depois de colocar os filhos para dormir. Sempre recomendo aos meus pacientes que escolham um momento que seja conveniente tanto para eles quanto para suas famílias, preferencialmente que não seja logo antes de dormir. Para muitos deles, um bom período é das 20 às 21 horas.

Durante esse tempo podemos analisar nossos pensamentos, sentimentos e problemas, e tomar as decisões que forem necessárias. Se tivermos pensamentos-gatilho antes das 20 horas, devemos deixá-los passar. Podemos, é claro, reconhecer que estão ali, mas devemos praticar nossa habilidade de deixá-los passar. Se de repente descobrirmos que nos deixamos levar por um pensamento-gatilho e estivermos envolvidos na ruminação antes das 20 horas, devemos desembarcar do trem do pensamento, deixar que ele vá embora da plataforma e só pegá-lo de fato às 20 horas. Em alguns dias seremos obrigados a descer do trem muitas vezes. Mudar nosso sistema de controle leva tempo.

O tempo para ruminação não é obrigatório. Se não estivermos a fim de ruminar naquele dia, devemos adiar as ruminações até o dia seguinte.

Se, por outro lado, tivermos tantas ruminações a ponto de sentir que não conseguiremos dar conta de todas durante o período predefinido, não devemos estendê-lo para tentar lidar com todas elas. Algumas devem ser deixadas para o dia seguinte.

O assistente metacognitivo vai se lembrar dos pensamentos importantes

"E se eu esquecer o que deveria estar ruminando?", meus pacientes perguntam com frequência. Será que nos arriscamos a esquecer pensamentos importantes durante o dia se deixarmos que eles passem para processá-los apenas no período da ruminação? Será que devemos escrever um bilhete para nós mesmos sobre os pensamentos-gatilho de que gostaríamos de nos lembrar? Não, não devemos. Digo aos pacientes que eles não devem ter medo de esquecer pensamentos-gatilho. Se forem importantes o bastante – e um pensamento-gatilho é, por definição, aquele que trata de algo que tem importância emocional –, o assistente metacognitivo vai fazer esse trabalho por nós e trazer o pensamento de volta à nossa atenção no período da ruminação.

Nossa metacognição tem uma estrutura tão inteligente que nos lembramos automaticamente dos desafios cruciais da vida. Se pensarmos de manhã "Eu quero mesmo meu emprego?", vamos nos lembrar com facilidade desse pensamento às 20 horas. Se o esquecermos, é porque provavelmente ele não era tão importante.

Aos poucos você vai perceber que um tempo limitado para ruminações é mais benéfico, vai ter sentimentos mais positivos, mais bom humor e uma noite de sono melhor. Talvez até descubra que a maioria dos problemas se resolve sozinha e apenas os mais importantes exigem atenção. Com frequência vejo que meus pacientes superaram a depressão e o desânimo apenas limitando suas ruminações.

Qual o limite para a ruminação?
Muitos pacientes me perguntam quanto eles podem ruminar se quiserem evitar a depressão. É difícil estabelecer um limite. Isso depende em grande parte de quanto acreditamos que somos capazes de parar de ruminar. A confiança no nosso controle é decisiva para quanto vamos nos angustiar. No entanto, quando temos muita certeza de que podemos controlar nossas ruminações e nos permitimos pensar nelas durante tempo demais, achando que podemos parar assim que decidirmos, nossas ruminações podem ficar descontroladas. Eu recomendaria limitar o tempo para ruminação a, no máximo, uma hora por dia, se você quiser ficar livre de sintomas depressivos. Isso também se aplica quando você sentir que está se beneficiando muito das ruminações ou quando precisar tomar decisões importantes como: "Que curso devo fazer? Será que devo aceitar a oferta de emprego? Será que devo me casar? Estou pronto para ter filhos?" Alguns megarruminadores passam anos pensando em todos os prós e contras para chegar à "melhor" decisão, quando a mesma decisão poderia ser tomada em menos tempo e com menos pensamentos.

O QUE FAÇO NA MINHA CLÍNICA

DEFINIR UM HORÁRIO PARA A RUMINAÇÃO

Uma coisa que as pessoas que me procuram para fazer terapia metacognitiva têm em comum é ruminar durante muitas horas por dia. Então tento ajudá-las a definir um horário para a ruminação. O objetivo é fazê-las ruminar no máximo uma hora por dia, em um período que seja conveniente para elas – no final da tarde ou à noite, por exemplo.

Definir um tempo para a ruminação significa que, se o pensamento-gatilho surgir às dez da manhã, você deve dizer a si mesmo que não pode analisá-lo até as oito da noite. Se achar que embarcou no trem fora do horário da ruminação, você deve desembarcar imediatamente e só lidar com seus pensamentos na hora da ruminação.

O tempo para a ruminação não é obrigatório. Ou seja, se não lhe parece necessária ou importante, ela pode ser adiada até o dia seguinte.

b. Controlando a atenção

Muitos pacientes meus acham que perderam o controle sobre seus pensamentos. "Meus pensamentos correm soltos", eles dizem. "Não consigo mais controlar meus pensamentos como antes." A verdade é que nenhum de nós consegue controlar o fluxo dos próprios pensamentos, mas todos podemos decidir em que momentos nos concentraremos neles e em que momentos nos desapegaremos deles. Quando usamos esse controle do jeito certo – sem tentar controlar os pensamentos em si, mas o modo como lidamos com eles –, descobrimos que ele é absoluto.

Lembre-se: não são os pensamentos em si que nos deixam tristes ou deprimidos, mas sim ficar ruminando-os demais. Podemos achar que foi tudo para a cucuia e que a vida em geral é uma bagunça sem ficar deprimidos. Isso porque sentimos que estamos no controle das nossas ruminações – ainda que não tenhamos consciência desse controle. Pessoas que conseguem controlar e limitar bem suas ruminações não ficam deprimidas. É claro que podem ter dias ruins e ficar desanimadas às vezes, mas a convicção de que estão no controle nunca vai deixá-las ruminar durante tempo suficiente para desenvolverem depressão.

Pessoas que têm ou já tiveram depressão também podem fazer isso. Sua capacidade de usar o autocontrole é tão boa quanto a das pessoas que passam pela vida sem depressão. O problema é que elas não acreditam nisso. Essa capacidade pode ser desenvolvida tomando consciência dos pensamentos-gatilho e das ruminações, aprendendo a adiar as ruminações e mudando o foco ou desviando a atenção dos pensamentos-gatilho.

Treinar a atenção é uma parte muito importante da terapia metacognitiva quando usada para combater a depressão. Na primeira sessão apresento aos meus pacientes a **técnica de trei-**

namento da atenção (TTA) de Adrian Wells. A aprendizagem dessa técnica continua no decorrer da terapia.

O treinamento da atenção é um exercício de consciência cujo propósito é nos mostrar que podemos mudar nosso foco, independentemente dos pensamentos e sentimentos dentro de nós ou do que está acontecendo ao nosso redor. Somos nós que decidimos se queremos prestar atenção à nossa vida interior ou ao mundo exterior, ou se queremos dividir a atenção entre vários elementos ao mesmo tempo. Também cabe a nós decidir por quanto tempo queremos direcionar nossa atenção a esses diferentes elementos. Esse exercício nos ajuda a retomar o controle sobre nossa mente.

Pacientes meus que fazem o treinamento da atenção todos os dias dizem que se sentem psicologicamente melhor. Eles adiam mais pensamentos, melhoram a capacidade de manter o foco naquilo que querem e têm menos sintomas de depressão. Também relatam que conseguem decidir se querem entregar-se à ruminação muitas vezes por dia ou se preferem desviar a atenção dos pensamentos, dos sentimentos e das imagens negativas, bem como do mundo exterior.

Quando introduzo o treinamento da atenção na terapia, digo aos pacientes que os exercícios devem ser feitos em um lugar onde consigam ouvir vários sons diferentes ao mesmo tempo. Não é preciso manter os olhos fechados nem ficar com a "mente vazia". Quando uma memória ou um pensamento negativo surgir na mente, eles devem considerá-los um som: apenas mais um entre os muitos sons externos que estão ouvindo. Não devem tentar afastá-los ou distrair-se deles. Em vez disso, devem deixá-los brincar; os pensamentos podem permanecer por um tempo, mudar ou desaparecer. Se ficarem distraídos, devem voltar a focar nos outros sons (externos) – um som de cada vez.

Se o paciente tiver sentimentos ou pensamentos de ansiedade

durante o treinamento da atenção, deve continuar treinando sem processá-los.

Costumo perguntar aos meus pacientes para onde a atenção deles estava voltada em relação ao mundo interior e exterior *antes* do primeiro treinamento e para onde ela se voltou imediatamente *depois* desse primeiro treinamento.

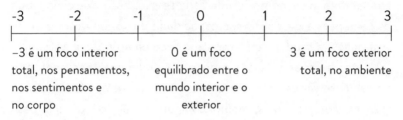

-3 é um foco interior total, nos pensamentos, nos sentimentos e no corpo

0 é um foco equilibrado entre o mundo interior e o exterior

3 é um foco exterior total, no ambiente

Se o exercício é feito corretamente, costumo ver uma mudança de pelo menos dois pontos em direção ao ambiente. Em contraste com a atenção plena e a meditação, que normalmente aumentam nosso foco no interior, o treinamento da atenção aumenta o foco no exterior. A TTA não demora para apresentar efeitos duradouros, mesmo em pacientes com sintomas de depressão.

Para alcançar um efeito mais rápido e mais eficaz, recomendo aos pacientes que façam o treinamento duas vezes por dia. Não precisa ser na mesma hora todos os dias, mas muitos têm mais facilidade em fazê-lo em um horário fixo. Além disso, enfatizo que eles precisam ter paciência e aceitar que algumas vezes vão ter mais sucesso que outras.

O QUE FAÇO NA MINHA CLÍNICA

TREINAMENTO DA ATENÇÃO COM SONS

Durante a terapia metacognitiva passamos cerca de dez minutos treinando a atenção no fim de cada sessão. Esse exercício ajuda os pacientes a descobrir sua capacidade de concentrar-se seletivamente, a mudar rapidamente o foco da atenção e a dividir o foco entre várias coisas. Começo o treinamento apresentando ao paciente vários sons diferentes ao mesmo tempo (pelo menos três, mas quanto mais, melhor). Alguns acham o exercício bastante difícil, então recomendo que comecem com apenas dois sons e incorporem mais aos poucos.

Costumo usar os sons do local da terapia. Barulhos do trânsito, dos pássaros, de pessoas conversando, de geladeiras e computadores, da televisão, do rádio, etc. Além disso, me certifico de que os sons venham de pontos diferentes: alguns de uma distância curta, outros de mais longe, alguns da esquerda e outros da direita. Depois de estabelecermos juntos quais são os sons, praticamos por volta de dez minutos, dividindo o exercício em três partes:

1. Primeiro passamos quatro minutos focando em sons individuais diferentes. Peço aos pacientes que foquem completamente, por exemplo, no som do trânsito que vem da rua, e somente nele, por dez segundos. Todos os outros sons são irrelevantes. Então peço que mudem o foco durante dez segundos para outro som, o da lava-louças, por exemplo. O paciente segue assim, focando dez segundos em cada som, durante quatro minutos.

2. Nos próximos quatro minutos o paciente vai de um som para outro em uma velocidade maior: de dois a quatro segundos por som.

3. Na parte final do exercício o paciente passa dois minutos com o que chamo de "atenção dividida". Ou seja, tenta dividir ou compartilhar a atenção e o foco igualmente entre todos os sons ao mesmo tempo.

Nesse estágio, alguns pacientes estão prontos para enfrentar desafios maiores. Recomendo introduzir sons novos e combinações de sons mais complexas de uma sessão para a seguinte. Eles podem, por exemplo, colocar para ouvir sons agudos e graves juntos. Também podem gravar seus pensamentos-gatilho no celular e reproduzi-los em *looping* ao mesmo tempo que os outros sons para aprenderem a desconectar-se dos pensamentos-gatilho focando em outros sons. (Uso aplicativos para fazer isso: Voice Loop para iPhone e LoopStation para Android.)

Na clínica as pessoas geralmente têm dificuldade de se concentrar nos barulhos porque estão mais sensíveis aos pensamentos-gatilho, como se os "ouvissem" mais alto que os barulhos exteriores. Quando isso acontece, faço um pequeno exercício para mostrar que temos controle sobre a nossa atenção. É o exercício da vidraça. Fico em pé com o paciente em frente a uma janela da clínica e peço a ele que escreva pensamentos-gatilho na vidraça com uma caneta de quadro branco. Os pensamentos-gatilho podem ser, por exemplo, "O que há de errado comigo?", "Acho que meus colegas não gostam de mim", "Por que estou tão triste?".

Peço ao paciente que se concentre completamente nos pensamentos-gatilho e perceba que o céu ou a casa em frente podem ser vistos por trás da tinta da caneta, mas que não são tão nítidos quanto a escrita. Depois mudamos o foco e olhamos por entre os pensamentos para que ele veja o que está atrás das palavras. Talvez veja árvores na casa em frente à clínica, os detalhes das suas janelas ou carros na rua. O paciente então percebe que os pensamentos-gatilho ficam um pouco menos nítidos. Ainda estão ali, não desapareceram, mas o paciente consegue enxergar além deles e focar em outras coisas. Consegue entender que pode controlar a própria atenção.

Armadilhas comuns com que os pacientes se deparam no treinamento incluem:

1. **Tentar deixar alguns sons em segundo plano e focar demais em outros.** Eles querem ouvir todos os sons ao mesmo tempo – incluindo os que não estão na lista de sons que elaboramos juntos. Talvez descubram que os sons em que prestam menos atenção acabam ficando um pouco em segundo plano, mas esse não é o objetivo do exercício. O objetivo é apenas focar e prestar atenção em um som de cada vez.

2. **Tentar controlar os pensamentos ou os sentimentos enquanto treinam.** Se começarem a controlar os pensamentos ou os sentimentos, os pacientes precisam abrir mão desse controle e repetir o exercício.

3. **Ser arrastados por pensamentos negativos e frustrações.** Muitos pacientes já me disseram que ficaram um pouco aborrecidos durante o treinamento e irritados com alguns sons. Eles se frustram porque certos sons são muito baixos ou porque muitos são parecidos. Mas o exercício é isso mesmo: aprender a prestar atenção nos sons exteriores e interiores e nos pensamentos, principalmente os negativos e frustrantes, e depois desviar a atenção deles.

4. **Pôr involuntariamente a técnica em prática durante a rotina diária, como lavar roupas, fazer compras e outras tarefas.** Em vez disso, os pacientes deviam separar um tempo para focar no treinamento e um tempo para cuidar das tarefas diárias.

5. **Pegar no sono ou usar o treinamento para se acalmar.** O objetivo do treinamento é direcionar e redirecionar a atenção conscientemente, e não relaxar.

c. Fique atento, mas desapegado

O oposto da ruminação é um estado que Wells e Matthews chamam de "atenção plena desapegada". Nesse estado, observamos nosso fluxo de pensamentos passivamente, como nos minutos antes de pegar no sono. Não fazemos nada com eles – apenas os observamos. O oposto da ruminação não é, portanto, ficar com a mente vazia ou pensar menos ou ter apenas pensamentos calmos. Lembre-se de que temos até 70 mil pensamentos em um dia. Não podemos limitá-los, mas podemos não fazer coisa alguma com eles. Muitos de nós têm dificuldade em não fazer nada com os pensamentos. Uma das práticas que podem nos ajudar a alcançar esse estado é o **exercício do tigre**.

Pense em um tigre. Imagine em detalhes sua aparência até que possa *vê-lo* à sua frente. A imagem do tigre toma o espaço de outros pensamentos. Agora pare de controlá-lo. Fique observando o tigre passivamente e veja o que acontece. Talvez ele fique ali; talvez se movimente; talvez desapareça. Independentemente do que ele faça, você pode parar de controlá-lo e deixá-lo livre. Se não tentar fazê-lo desaparecer nem ficar, vai perceber que o tigre se movimenta por conta própria.

Esse exercício mostra que os pensamentos ganham vida própria se os observarmos passivamente. Isso se aplica tanto ao nosso tigre imaginário quanto a um pensamento como "Eu sou bom o bastante?".

Pode parecer difícil, mas garanto que todo mundo é capaz de praticar a atenção plena desapegada. Para a maioria de nós, isso significa que podemos passar a maior parte do tempo desapegados dos nossos pensamentos. Volte aos pensamentos que teve alguns dias atrás – digamos, terça-feira. Você se lembra deles? O que aconteceu com o pensamento sobre o que comer à noite?

    Se mergulhar no seu fluxo de pensamentos, você vai descobrir que a maioria dos milhares de pensamentos que tem todos os dias continua a passar na esteira de sushi. Quem decide que um pensamento é importante ou não? O próprio pensamento? Não, é claro que não. Os pensamentos não têm consciência. Eles não sabem se são pensamentos-gatilho importantes ou não. O pensamento "Talvez esse programa de TV seja chato" não sabe que é menos importante que "Estou com medo de acabar sozinho e solitário". Somos nós que fazemos essa avaliação. Somos nós os mestres da nossa mente e os responsáveis pelos pensamentos a que nos entregamos.

    Vamos olhar mais uma vez para a esteira de sushi à nossa frente. Um sushi de salmão, um rolinho de abacate e um camarão frito estão vindo na nossa direção... Podemos decidir quais itens pegaremos e quais apenas observaremos e deixaremos passar? Sim, podemos. Com nosso fluxo de pensamentos também é assim. Pensamentos vêm e vão. Às vezes o mesmo pensamento vem e vai muitas vezes. Podemos escolher apenas observá-lo e deixar a esteira levá-lo.

    Quanto mais praticarmos, mais facilmente poderemos nos desapegar dos nossos pensamentos. E quanto mais exercitarmos o desapego, mais vamos acreditar que temos controle sobre nossas ruminações.

O QUE FAÇO NA MINHA CLÍNICA

COMO SER BOM EM APENAS OBSERVAR

Na clínica, convido meus pacientes a fazer um exercício de observação dos próprios pensamentos. Peço a eles que se acomodem no sofá e deixem que todos os pensamentos que vierem à mente fiquem ali – sem que se agarrem a eles. Peço que apenas os observem. Talvez descubram que eles são passageiros, que há pausas e lacunas no fluxo de pensamentos ou que os pensamentos têm vida própria. É muito comum pensar coisas como "Por que não estou pensando em nada?" e "Que exercício chato". Também é comum pensar coisas que não têm nada a ver com o exercício, como "O que vou fazer hoje à noite?", "Por que meu chefe não disse nada sobre meu trabalho ontem?", "Como posso deixar meu apartamento mais arrumado?".

Pensamentos fluem e um assunto substitui outro se você escolher não agarrar-se a eles e não se deixar levar pelo fluxo.

Sua atenção pode ficar mais irregular quando você praticar esse exercício – em um instante você está focado no café sobre a mesa e no instante seguinte está ouvindo os carros passando na rua. Isso é totalmente normal.

Apresento aos pacientes a ideia de variar o exercício alternando entre ruminar os problemas que os afligem e apenas observar os pensamentos sobre esses problemas. Isso pode acontecer da seguinte forma:

1. Primeiro os pacientes enchem a cabeça de pensamentos-gatilho e durante dois minutos mergulham nos pensamentos mais fortes.

2. Então peço a eles que libertem os pensamentos-gatilho e usem os dois minutos seguintes apenas para observar os pensamentos. Eles não devem agarrar-se a qualquer um deles, apenas deixá-los livres.

Quando faço esse exercício com um paciente, peço a ele que alterne várias vezes entre ruminar e praticar a atenção plena desapegada; destaco que é como entrar e sair de um trem várias vezes. Depois do exercício, pergunto o que ele sentiu ao fazer isso e se notou alguma diferença entre a ruminação e a atenção plena desapegada.

Muitos pacientes dizem que notaram uma grande diferença: durante os dois minutos em que ruminaram os pensamentos-gatilho, eles não pararam de pensar, ficaram tristes, estressados e com um nó no estômago. Mas essa tristeza e esse estresse diminuíram durante os dois minutos de atenção plena desapegada.

Todo mundo pode aprender a praticar a atenção plena desapegada

Muitas vezes me perguntam: "Como sei se vou conseguir aprender a libertar meus pensamentos? O que vai acontecer se eu fizer isso do jeito errado?"

Se você tem tendência a ruminar muito, não é improvável que comece a ruminar as mensagens deste livro e a especular se vai ser capaz de ruminar menos: "O que vai acontecer se eu não conseguir deixar meus pensamentos livres?"

Nos grupos metacognitivos que organizamos na clínica, sempre há pessoas que iniciam o processo ruminando se estarão entre os poucos pacientes que não se beneficiam da terapia, que não se recuperam da tristeza ou da depressão no decorrer do trabalho com o grupo. "O que vai acontecer se eu não aprender esse método em seis sessões de terapia em grupo? E se eu for um caso perdido? E se os outros aprenderem mais rápido do que eu?", elas pensam. Se você começar a ruminar muito se vai conseguir ter menos ruminações ou não, só há uma saída. Diga a si mesmo: "Agora vou libertar esse pensamento e, se ele ainda estiver na minha cabeça às 20 horas, só então vou ruminá-lo. Até lá, vou deixá-lo passar."

O QUE FAÇO NA MINHA CLÍNICA

COMO REDUZIR O TEMPO DE RUMINAÇÃO AOS POUCOS E DESENVOLVER A ATENÇÃO PLENA DESAPEGADA

De tempos em tempos, pessoas que chamo de megarruminadoras procuram minha ajuda. Elas estão acostumadas a passar a maior parte do tempo especulando sobre tudo que as incomoda e têm uma dificuldade imensa de reduzir a ruminação. Pode parecer impossível diminuir a ruminação de quinze horas por dia a uma hora por dia. Recomendo que megarruminadores reduzam aos poucos a ruminação e ao mesmo tempo aumentem a prática da atenção plena desapegada.

Megarruminadores precisam, primeiro, definir a meta de ruminar somente uma ou duas horas por dia. Eles não devem ficar irritados se acharem isso difícil ou se às vezes voltarem a ruminar durante muitas horas. Basta começar de novo – com paciência, pois mudar velhos hábitos leva tempo. Com frequência peço que se lembrem de que, quando aprenderam a andar de bicicleta, provavelmente bambearam bastante e caíram várias vezes antes de aprenderem a pedalar de verdade.

Então lhes apresento um cronograma de seis dias para que consigam aos poucos reduzir a ruminação e desenvolver a atenção plena desapegada. O cronograma pode ser mais ou menos assim:

Dia 1

O paciente deve praticar a atenção plena desapegada entre as 20 e as 21 horas. Durante esse tempo, ele deve deixar que seus pensamentos fluam, sem embarcar no trem do pensamento e sem ruminar.

Dia 2
Praticar a atenção plena desapegada das 19 às 21 horas.

Dia 3
Passar três horas praticando a atenção plena desapegada, das 18 às 21 horas.

Dia 4
Exercitar a atenção plena desapegada das 17 às 21 horas.

Dia 5
Praticar a atenção plena desapegada das 16 às 21 horas. É nesse ponto que as coisas começam a ficar difíceis. As pessoas geralmente precisam passar vários dias no mesmo estágio antes de conseguirem aumentar o número de horas de prática da atenção plena desapegada.

Dia 6
Praticar a atenção plena desapegada durante seis horas.

Depois que meu paciente e eu passamos os primeiros seis dias nesse processo, ele continua praticando sozinho até conseguir restringir sua ruminação a, no máximo, duas horas por dia.

Todos podem aprender a decidir se embarcam ou não no trem do pensamento. Para algumas pessoas, isso pode acontecer de um dia para outro; para outras pode demorar um pouco mais.

Quando aprendemos a identificar pensamentos-gatilho, ficamos mais conscientes das nossas ruminações, passamos menos tempo ruminando e mais tempo desapegados e prestando atenção na vida fora de nós mesmos, vendo que temos cada vez mais controle sobre nossas ruminações e que *acreditamos* mais no nosso autocontrole.

Nossas experiências durante esse processo são todas direcionadas a fortalecer a crença no nosso autocontrole, e a confiança que isso nos dá cria uma espiral positiva.

Portanto, não há razão para nos preocuparmos com quantos pensamentos-gatilho ainda temos. A vida oferece de maneira contínua, e totalmente automática, pensamentos-gatilho com os quais podemos praticar. Cada vez que enfrentamos um desafio ou uma decepção, surgem na sequência pensamentos-gatilho com os quais podemos praticar.

Quando descobrimos que temos controle sobre nossas ruminações, podemos nos desafiar a fazer coisas que normalmente não faríamos por medo ou por causa de pensamentos-gatilho desconfortáveis. Essas coisas podem, por exemplo, envolver uma conversa difícil com um parceiro ou amigo, enfrentar um colega ou membro da família, pedir um aumento ao chefe. Se temos medo de ter uma conversa difícil com um amigo, pode ser porque ainda não acreditamos que somos capazes de lidar com os pensamentos difíceis que talvez venham na sequência. Mas nós somos capazes de lidar com eles! E nossas experiências com a limitação das ruminações, quaisquer que sejam nossos pensamentos e sentimentos, vão fazer com que nos sintamos muito mais fortes.

Depois que meus pacientes começam a controlar suas ruminações por meio da terapia metacognitiva, retomo a escala que usei antes e pergunto: "Quanto você se considera incapaz de controlar e limitar suas ruminações?"

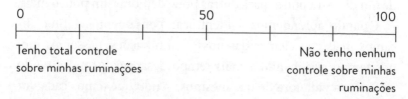

Ao longo da terapia, quase todos os meus pacientes começam a acreditar que são capazes de controlar a ruminação. Depois de semanas praticando o adiamento do tempo da ruminação, depois de treinar a atenção e praticar a atenção plena desapegada, a crença de que são capazes de controlar a ruminação faz com que se desloquem para a esquerda da escala. Eles descobrem que têm mais controle sobre os processos que sustentam o desânimo e a depressão do que imaginavam.

METTE

"Minha cabeça estava cheia de ruminações dia e noite."

No primeiro dia de volta ao trabalho, em janeiro de 2013, depois das festas de fim de ano, eu estava sentada no carro, pronta para dirigir até o escritório. De repente me senti muito mal. Eu não conseguia respirar direito, tudo tremia diante dos meus olhos e todos os sons pareciam estranhamente distantes. Quando cheguei ao trabalho duas horas depois, mal sabia explicar como tinha chegado lá.

Fechei a porta da minha sala e fiquei torcendo para que ninguém me perguntasse nada ou precisasse de mim. Eu simplesmente não conseguia pensar com clareza.

Quando cheguei em casa naquele dia, desabei. Passei os dois meses seguintes chorando quase o tempo todo e nunca mais voltei para o trabalho. No ano anterior à crise no carro (que descobri tratar-se de uma crise de ansiedade), eu tinha desenvolvido problemas para dormir.

Eu trabalhava para uma organização que ajudava pessoas com deficiência. O trabalho era desafiador. Havia muitas questões urgentes que precisavam ser resolvidas todos os dias.

Isso dificultou que eu estabelecesse limites. Não havia como pedir um pouco de paz e tranquilidade para terminar meu trabalho dizendo: "Desculpe. Não tenho tempo para falar com você. Você vai ter que esperar alguns dias." Eu trabalhava de 40 a 50 horas por semana, sem contar as duas horas de ida e volta todos os dias, e era tudo muito cansativo.

A derrocada depois da crise de ansiedade foi horrível: eu não conseguia encontrar a calma necessária para relaxar, mas também era incapaz de me concentrar para fazer alguma coisa. Só ficava sentada. Dormia, no máximo, uma hora por dia nos dois primeiros meses e sentia que estava "enlouquecendo". Tinha pensamentos suicidas e vivia estressada e deprimida.

Eu tinha muito medo de não conseguir controlar meu corpo. De ficar ali sentada e meu corpo não me deixar levantar. Ou de meu corpo não querer dormir quando eu me deitasse. Não conseguia entender o que estava acontecendo. Na época, o estresse não era tão conhecido como hoje, então eu não entendia por que meu corpo reagia com tanta violência. Por exemplo, eu sentia muita dor nos braços. Parecia que meu sangue era grosso demais. E também tive perda de memória severa. Não conseguia lembrar o nome das pessoas. Não conseguia lembrar certas palavras. Hoje sei que tudo isso eram sintomas de estresse.

Conversei sobre isso com uma psicóloga

O médico recomendou que eu me medicasse, mas como eu não queria fazer isso, ele me indicou uma psicóloga.

Eu e ela conversamos principalmente sobre estresse, sobre quais são suas principais causas e como eu poderia não ficar estressada de novo. Falamos sobre meu trabalho, como ele me afetava e que minha vida diária devia, a partir daquele momento, funcionar para mim. Também conversamos sobre meus pensamentos suicidas, pois eu tinha muito medo de que eles voltassem.

Fiquei muito feliz por consultar uma psicóloga. Tenho certeza de que, se não tivesse conversado com ela, teria tirado minha vida. Então podemos dizer que a conversa salvou minha vida. Mas não me fez voltar a ser feliz. Minha qualidade de vida era ruim e as dificuldades geradas pelo estresse que eu estava enfrentando – incluindo a perda de memória – não desapareceram. Minha memória melhorava muito devagar e voltava a piorar assim que eu ficava estressada um pouquinho que fosse.

Também comecei a frequentar um curso que ensinava que deveríamos parar de ficar estressados. Mas como fazer isso? Eu não me sentia estressada, porque não estava trabalhando e não era o tipo de pessoa que fazia faxina em casa. Eu fazia apenas o necessário.

Fiquei um ano em licença médica. Mais tarde, como eu tinha largado meu emprego, fui até a autoridade local e me inscrevi em um teste de aptidão para poder trabalhar em um dos escritórios da cidade.

As coisas voltaram a ficar toleráveis. Mas eu continuava chorando muito (entre outras coisas, sentava embaixo do chuveiro e caía em prantos) e meu padrão de sono estava completamente destruído. Eu não conseguia dormir na minha cama ou ao lado de alguém, então passava quase todas as noites no sofá.

Entrando e saindo da depressão

Depois disso, seguiram-se alguns anos de grandes flutuações – no que dizia respeito à minha saúde mental e à minha qualidade de vida. Houve períodos em que eu estava razoavelmente bem. Me ofereceram um trabalho flexível e fiquei feliz e agradecida pela oferta. Em outros momentos, os pensamentos suicidas voltavam e eu ficava grata pela medicação, pois a alternativa não me interessava: ser internada em um hospital psiquiátrico.

A medicação parecia ter um bom efeito imediato, pois meus pensamentos suicidas haviam desaparecido. Então parei de ir à psicóloga e comecei a trabalhar no emprego flexível.

Mas, nos primeiros dias de trabalho, as coisas não estavam indo tão bem quanto eu esperava. Sentia que estava sofrendo bullying de duas colegas, que me deixavam de fora das ocasiões sociais. Quando voltava do trabalho à tarde, pensava no que as duas tinham dito durante o dia e por que tinham feito isso ou aquilo. Ficava irritada comigo mesma por ser essa pessoa estranha e estressada que não conseguia agir normalmente. Tinha medo de que o bullying nunca parasse e de que a culpa fosse minha. E pensava que devia ser capaz de me recompor.

Eu tentava controlar meus pensamentos e me convencer de que "tudo era apenas uma bobagem". Pensava: "Tem certeza de que não está entendendo errado?", "Você não devia ligar para isso."

Apesar dessa tentativa de me recompor, comecei a me sentir cada vez pior. Toda vez que voltava do trabalho à tarde, eu me arrastava para o sofá e especulava se tinha feito algo errado durante o dia, se tinha dito algo errado, se tinha me comportado do jeito errado. A vida social que eu vinha reconstruindo depois da primeira crise de depressão desmoronou mais uma vez e me culpei por isso.

Como não ia mais à psicóloga – que poderia ter dito que não era coisa da minha cabeça, as coisas estavam *mesmo* indo mal –, não conseguia ver o que havia de errado. Eu estava focada demais em mim mesma. Passava tempo demais pensando nisso. Tentei várias vezes parar a medicação, mas sempre me sentia péssima e acabava voltando. Um dia, no trabalho, me tranquei no banheiro e desabei. Então entrei em mais uma crise de depressão.

Pensamentos e pesadelos preenchiam minha vida. Aumentei a medicação e voltei a ir à psicóloga, que me fez pensar em várias coisas sobre o trabalho que eu tinha ignorado. Compreendi algumas experiências ruins, mas pensar em tudo isso não fazia com que me sentisse melhor. Sempre que tudo não ia bem eu voltava a me perguntar se o bullying não seria culpa minha. Geralmente me sentia um pouco melhor durante a hora que passava com a psicóloga, e talvez por alguns dias depois, mas logo as coisas voltavam a ficar péssimas.

Minha jornada no mundo metacognitivo

Em determinado momento, encontrei um grupo do Facebook em que as pessoas descreviam experiências parecidas com bullying, pesadelos e flashbacks. Ali também li sobre a terapia metacognitiva, o que despertou meu interesse, tanto que comecei a participar de um grupo de terapia metacognitiva intensiva.

Na primeira sessão de terapia em grupo, fiquei surpresa. Não precisávamos falar sobre nossas experiências; falávamos, em vez disso, sobre nossos pensamentos. Era um tipo de terapia muito diferente para mim. Descobri que não sou especialmente sensível, como tinham me dito. Na verdade, eu era extremamente focada no meu interior – em mim mesma e nos meus medos. Aprendi que posso me concentrar no exterior ao invés do interior e comecei a praticar o que chamavam de *desapego* – criar uma distância entre mim mesma e meus pensamentos.

Ao voltar para casa depois da primeira sessão de terapia em grupo, eu estava vivendo no presente, como não acontecia havia muito tempo. Ruminava menos e de repente não me senti tão cansada. Consegui dormir de novo. Quando volto de uma sessão de três horas de terapia e sinto um efeito como esse, penso: "Não, isso não pode estar acontecendo." Mas pode!

Descobri que o que funcionava era não embarcar nos meus pensamentos-gatilho quando eles surgiam. Em vez disso, eu precisava separar um tempo para minhas preocupações. Quando um pensamento-gatilho negativo surgia, eu esperava até o horário preestabelecido. Então combinei comigo mesma um horário, à noite, em que poderia me preocupar quanto quisesse, se eu quisesse, mas quando ele chegava não havia nenhum pensamento com que me preocupar. Antigamente eu ruminava durante uma semana antes de uma reunião ou de um compromisso. Ficava pensando e especulando – nada construtivo. Agora tenho um plano de ação e sei quando posso pensar nessas coisas. No resto do tempo, meu coração está livre – não livre dos pensamentos, pois eles ainda surgem quando querem, mas livre de ter que lidar com eles. É um alívio. Uso essa mesma técnica quando estou com outras pessoas. Não fico me perguntando o que elas acham de mim. Isso deve esperar até a hora combinada.

A maior mudança para mim foi a sensação de controle. Ter sido capaz de retomar o controle sobre meu corpo e meus pensamentos.

A sensação de não estar no controle é muito desagradável, principalmente quando eu estava muito deprimida e tendo pensamentos suicidas. Era terrível. E hoje é fantástico perceber que só preciso me concentrar em outra coisa para me sentir melhor. Não dependo mais de médicos nem de psicólogos. Isso é muito bom. Eu queria assumir a responsabilidade pela minha vida – só não sabia como. Todos os dias uso estratégias para focar no exterior e parece que tenho minha vida de volta.

Parei com toda a medicação e sei que desta vez é diferente. Sei qual é a causa da minha depressão e posso controlar seus mecanismos.

A JORNADA DE METTE
DOS PENSAMENTOS-GATILHO À DEPRESSÃO

Mette, que sofria de depressão, estresse e ansiedade, era vítima de bullying no local de trabalho. Tinha pensamentos negativos sobre si mesma e se preocupava com o que os outros pensavam dela. Esses pensamentos-gatilho ocorriam principalmente quando ela estava com outras pessoas. Mette se preocupava o dia todo, inclusive à noite, e isso a levou a ter problemas para dormir, pesadelos e baixa autoestima.

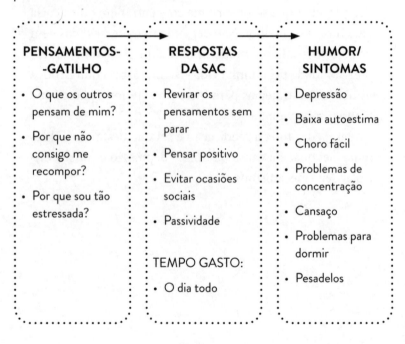

ESTRATÉGIAS ANTIGAS DE METTE QUE CONTRIBUÍAM PARA OS SINTOMAS	NOVAS ESTRATÉGIAS DE METTE QUE A AJUDARAM A SUPERAR OS SINTOMAS
Estilo de pensamento: Eu pensava muito sobre as interações com as pessoas e estava sempre preocupada com o passado, o presente e o futuro.	**Estilo de pensamento:** Estabeleci um horário fixo para a ruminação, todos os dias às 17 horas. Com frequência, no entanto, não sinto necessidade de usá-lo.
Foco da atenção: Meu foco estava em todos os pensamentos negativos que conseguia ter: como as pessoas se comportavam comigo, se eu era boa o bastante em comparação a elas, o medo da solidão. Eu sempre analisava acontecimentos passados.	**Foco da atenção:** Minha atenção está concentrada no presente e em fazer coisas de que gosto. Estou focando em aproveitar a vida.
Comportamento: Eu participava de um número limitado de eventos sociais para evitar mais preocupações e conflitos. Me isolava e estava sempre cansada.	**Comportamento:** Tenho muito mais energia e uma visão muito mais clara das coisas. Durmo melhor, resolvo conflitos com mais eficiência e minha autoestima está mais alta. Recuperei minha vida.

O que aprendi sobre meus pensamentos:

Aprendi que tenho o poder de decidir sobre o que vou pensar e durante quanto tempo. Descobri que pensar demais me deixava doente.

CAPÍTULO 4

A RUMINAÇÃO É (SÓ) UM HÁBITO

Quando crescemos, aprendemos a usar o intelecto para analisar problemas e a pensar antes de tomar uma decisão. Assim, passamos a considerar úteis as ruminações. Pensar analiticamente é de fato uma habilidade útil. Nos nossos relacionamentos, assim como em situações desafiadoras, precisamos ser capazes de ver as coisas de vários pontos de vista e compará-las. Mas o hábito de analisar cada problema em detalhe pode nos impedir de agir – principalmente no que diz respeito aos desafios emocionais da vida. A análise detalhada pode acabar assumindo o controle da situação a ponto de piorar nosso humor e causar sintomas de depressão.

Neste capítulo quero desafiar as pessoas que analisam muito as coisas e que já ficaram abatidas por isso a se perguntarem: "Para que servem minhas ruminações?" Na clínica, usando a escala a seguir, peço aos meus pacientes que avaliem quanto as ruminações fornecem respostas ou soluções para seus problemas e seus sintomas de depressão.

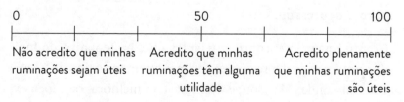

Minha experiência clínica mostra que as ruminações não têm um propósito útil e que muitas vezes podem sustentar sintomas depressivos. Se você se ocupa demais com seus pensamentos, pode acabar emaranhado neles e incapaz de seguir em frente. Adrian Wells ilustra isso com a seguinte pergunta: "É possível segurar uma porta fechada e afastar-se dela ao mesmo tempo?" Os benefícios de limitar a ruminação, por outro lado, são dignos de nota: mais alegria, maior autoestima e um cérebro mais funcional e criativo.

Alguns pacientes meus não consideram as ruminações problemáticas, o que pode fazê-los desenvolver sintomas depressivos. Eles as consideram apenas um meio de resolver problemas e de refletir. Portanto, pode parecer ilógico diminuir o tempo de ruminação para melhorar o humor. Desafio esses pacientes a testar isso com um pequeno experimento. Durante quatro semanas eles devem reduzir o tempo de ruminação, como se estivessem em uma espécie de feriado prolongado. Depois, se assim preferirem, podem voltar a ruminar por períodos mais longos. A maioria percebe o efeito positivo de pensar menos. Ao experimentar a amostra de uma vida livre de ruminações, eles acabam não querendo voltar do feriado.

A ideia de que a ruminação é o caminho para soluções está profundamente enraizada em muitos de nós. Na próxima seção vamos explorar alguns dos argumentos mais frequentes que meus pacientes usam para defender a ruminação.

"Focar nos problemas me leva a uma solução para a depressão."

Com frequência encontro pacientes que, na tentativa de fugir dos sintomas da depressão, experimentaram todo tipo de terapia e de autoajuda. Mas, longe de obter uma melhora, esse foco excessivo na solução de problemas só mantém os sintomas vivos, porque a tentativa prolongada de aliviar a depressão geralmente envolve pensar mais. Muitas pessoas usam treinamentos alternativos para tentar curar a depressão, como oração, retiro espiritual, escrita terapêutica, ioga, *qigong* ou meditação de atenção plena. Embora essas atividades possam aumentar o bem-estar, a saúde e a felicidade, não há evidências sólidas de que podem, a longo prazo, auxiliar na recuperação do desânimo e da depressão. Do mesmo modo, terapias "tudo em um", em que se combinam vários métodos, não são tão eficazes quanto a terapia metacognitiva pura.

"A autocrítica minimiza meus erros."

Alguns pacientes acham que criticar a si mesmos é útil: "Por que não consigo fazer nada sem errar?" Eles sentem que cobrar-se mentalmente vai fazer com que fiquem mais alertas às suas falhas e que assim cometerão menos erros. Mas essa não é a maneira mais adequada de abordar o problema. Por mais que fiquemos com raiva de nós mesmos pelos nossos erros, ainda assim voltaremos a errar. Não podemos viver sem errar, e não cometemos menos erros quando ruminamos erros antigos.

"A ruminação me protege de momentos ruins."

Para algumas pessoas, a ruminação é uma forma de se proteger da decepção, do fracasso e do desânimo. Elas ruminam até chegar às profundezas da depressão, pois estão convencidas de que não valem nada e, portanto, não têm como ir mais fundo. Acham que valem tão pouco que, mesmo que os outros as critiquem e apontem suas falhas, é difícil se sentirem magoadas, porque já chegaram ao fundo do poço. Essa estratégia não faz bem. A ruminação pode nos proteger da decepção, mas também rouba nossa energia, nosso bom humor, nossa autoestima e nossa qualidade de vida.

"Minha ruminação me faz tomar decisões melhores."

Quando as pessoas precisam tomar decisões importantes, elas acham que têm que ruminar todos os prós e contras; alguns megarruminadores ficam pensando nos prós e nos contras durante anos antes de tomar uma decisão. O fato é que nossas decisões raramente são melhores depois que as ruminamos meses a fio; pelo contrário, com frequência acabamos mais deprimidos e confusos a longo prazo.

"A ruminação é uma fonte de criatividade e de novas ideias."

Recentemente um artista procurou minha ajuda. Era bastante meticuloso e acreditava que as ruminações eram necessárias para que ele acessasse sua criatividade. Assim, passava a maior parte do dia especulando sobre amor, política e a estrutura e os desafios da sociedade. Ele se deliciava com essa reflexão excessiva e pensava até que ela era parte da sua personalidade, da sua identidade.

Havia apenas um problema. Esse processo não trazia só alegria e energia, mas também estresse e depressão.

Meu paciente estava enfrentando um dilema: será que continuava com as ruminações diárias, que geralmente duravam de oito a doze horas, para (segundo sua visão) preservar sua criatividade ou diminuía o tempo que passava refletindo, reduzindo assim os sintomas da depressão? Ele estava convencido de que, para preservar sua criatividade, precisava "pagar com a depressão". Será que estava certo?

Falamos sobre como ele poderia continuar estimulando sua criatividade ao mesmo tempo que reduzia a ruminação e decidimos que, em vez de passar doze horas por dia ruminando, ele passaria somente duas, das dez da manhã ao meio-dia: uma dose matinal de adrenalina criativa. Se um pensamento ou uma emoção que pudesse desencadear uma ideia criativa lhe ocorresse às 16 horas, ele deveria acreditar que – se o pensamento fosse mesmo importante – retornaria na manhã seguinte.

No início ele foi cético e não achou que conseguiria aprender a reduzir sua reflexão, que, segundo acreditava, era parte integrante da sua personalidade.

Mas na terapia metacognitiva ele aprendeu a observar passivamente seu fluxo de pensamentos e a praticar a atenção plena desapegada. Descobriu que, quando a ideia era realmente boa, ela voltava na manhã seguinte, sem que ele precisasse anotá-la ou agarrar-se a ela. Também descobriu que continuava tendo pensamentos e ideias, que sua criatividade artística era a mesma e que era capaz de criar obras fantásticas sem ficar deprimido.

Muitos de nós querem ruminar e filosofar de vez em quando. Eu também. Gostamos de filosofar sobre tudo, pensar em novos projetos e ter ideias criativas. Para mim – assim como para muitas outras pessoas –, essa análise traz muito prazer. Amo fantasiar quais projetos de pesquisa devo tentar, que livros ou colunas devo escrever, o que devo dizer em uma entrevista importante. Mas tenho consciência de que essas ruminações não podem tomar conta da situação, assim como sei que preciso praticar a atenção plena desapegada todos os dias. E o que é ainda mais importante: acredito 100% no meu controle sobre as minhas ruminações, independentemente de acontecimentos interiores e exteriores. Essa sensação de estar no controle me deixa mais forte e mostra que só rumino profundamente de vez em quando.

"A ruminação positiva melhora minha autoestima."

Algumas pessoas acham que ruminar pode ser o caminho para melhorar a autoestima. Acreditamos que nossa autoestima será reforçada se nos aceitarmos mais e repetirmos palavras positivas ou de amor-próprio para nós mesmos. No entanto, uma autoestima elevada não se constrói com pensamentos; ao contrário, os pensamentos a minam. Temos um nível alto de autoestima na infância e, se continuarmos limitando nossas ruminações, podemos preservar esse nível ao longo da vida.

Todos sentimos de vez em quando que somos menos inteligentes, menos bonitos ou menos bem-sucedidos que outras pessoas. Nesses momentos, prestamos mais atenção naqueles que atingiram o sucesso e têm um nível elevado de autoconfiança. Ao mesmo tempo, pensamos que só poderemos escapar da baixa autoestima e dos sintomas depressivos quando tivermos tanto sucesso quanto eles.

Mas uma autoestima elevada não é consequência direta nem do sucesso, nem da repetição de mantras, nem dos pensamentos positivos que temos a respeito de nós mesmos. Todos temos pensamentos negativos sobre nós mesmos às vezes. Todos cometemos erros no trabalho e nos culpamos por eles. Todos temos decepções que podem nos deixar tristes e nos perguntamos se poderíamos ter feito algo diferente. Apesar disso, nem todos têm baixa autoestima. Portanto, não são as crenças ou os pensamentos negativos em si que roubam nossa autoestima, mas nossas estratégias para lidar com eles. É possível saber que uma ideia é negativa sem a ficar revirando na cabeça horas a fio.

Raramente conseguimos alcançar uma autoestima elevada a longo prazo somente pensando – ou escrevendo um diário de reflexões positivas, ou transformando pensamentos negativos em pensamentos positivos, ou repetindo mantras e estímulos para nós mesmos, como: "Você é bom o suficiente. Seu cabelo é bonito. Todos os seus amigos amam você." Essas estratégias podem ter um efeito imediato, mas de curta duração, e requerem manutenção constante para que continuem eficazes.

"A ruminação é parte da minha identidade. Quem sou eu sem ela?"

É difícil aceitar o processo de pensamento na terapia metacognitiva quando sentimos que a depressão e a ruminação intensa são parte da nossa personalidade, como acontecia com o artista. Conheço algumas pessoas que se acham especialmente analíticas, melancólicas, profundas ou sensíveis e que acreditam que essas características definem sua personalidade.

Elas têm medo de parar de ruminar, pois acham que vão acabar perdendo sua identidade. Mesmo que as ruminações as estejam levando a sintomas de depressão, elas sentem que estão em um lugar seguro e familiar; são como as pantufas velhas e fedidas que sabemos que temos que jogar fora, mas que mesmo assim não paramos de usar. Precisamos aprender que nossa ruminação não é parte da nossa identidade, mas um hábito inconveniente que podemos mudar. Vamos continuar sendo quem somos – só ruminaremos menos e nos sentiremos menos depressivos.

Na terapia, peço aos meus pacientes que preencham o formulário seguinte sobre as vantagens e as desvantagens da ruminação profunda. Nele estão respostas frequentes dos meus pacientes.

VANTAGENS DA RUMINAÇÃO	DESVANTAGENS DA RUMINAÇÃO
• Pode trazer soluções ou respostas. • Faz com que eu me entenda. • Me ajuda a tomar decisões mais ponderadas. • Faz de mim uma pessoa profunda e criativa.	• Estraga meu sono. • Destrói minha autoestima. • Mantém o desânimo e a depressão. • É cansativa e me impede de estar presente. • Me afasta da família e dos amigos.

Depois de repassar com meus pacientes todos os prós e contras da ruminação e de terem preenchido o formulário, eles conseguem enxergar que as desvantagens da ruminação superam em muito as vantagens. A depressão é um preço alto a pagar para nos compreendermos melhor ou termos uma personalidade criativa. Depois da análise, geralmente peço aos meus pacientes que reconsiderem quanto a ruminação é útil. Muitas vezes, a resposta está mais à esquerda na escala a seguir. Ou seja, a crença na utilidade e no valor da ruminação diminui. Com essa compreensão é mais fácil limitar as ruminações – inclusive a longo prazo.

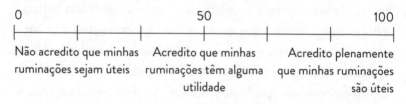

LEIF

"Eu estava convencido de que precisava processar os pensamentos sombrios para seguir em frente."

Sofri com a depressão desde a adolescência. Meus pensamentos, que geralmente giravam em torno da morte, nunca me derrubaram completamente – nem na juventude, nem nos primeiros anos da vida adulta. Me formei, consegui um emprego, casei, tive filhos – e aceitei que os pensamentos sombrios eram minha sina.

Houve períodos em que eu estava preso em um círculo vicioso. Não conseguia fugir do pensamento de que ia morrer. Mas não fazia nada a respeito. Acredito que, em algum nível, aceitei que passaria a vida com medo disso.

Segui em frente com meu trabalho e com minha vida em família, sem procurar tratamento.

Então, com quase 40 anos, consegui um emprego em uma empresa cuja cultura era altamente competitiva. Havia algo nessa cultura que me atraía. Mordi a isca e comecei a trabalhar em excesso, tanto que cheguei a alcançar alguns resultados que chamaram a atenção da gerência.

Os problemas, no entanto, surgiam quando eu estava longe do trabalho. Eu não conseguia aproveitar as férias. Era imediatamente atingido por preocupações e ansiedades e me sentia péssimo. Tudo que eu queria fazer era voltar ao trabalho. O trabalho era meu remédio. Era ele que mantinha meu nível de energia elevado.

Tendências depressivas no cotidiano
Depois de alguns anos, os pensamentos depressivos e repletos de ansiedade que eu tinha enquanto estava longe do trabalho se deslocaram para minha vida diária e acabei tendo que tirar uma licença médica. Meu médico me diagnosticou com depressão; então comecei a tomar remédios e a conversar com um psicólogo.

As sessões com o psicólogo eram como uma conversa banal e acho que não ajudaram muito. Mas melhorei, acreditando que a medicação estava ajudando, até que, em um feriado, tive uma recaída.

Nos anos que se seguiram, minha vida profissional ficou instável. Me mudei para outra cidade, onde consegui um emprego com horário reduzido. Comecei a estudar, mas parei logo em seguida, e consegui mais um emprego. Depois de um tempo, voltei a me restabelecer, trabalhando em alguns empregos mais flexíveis, mas o tempo todo lutava contra os pensamentos sombrios e a ansiedade a respeito da morte. Esses pensamentos não me davam um minuto de paz. Eu tinha medo de morrer; a morte, para mim, era como uma profecia. Como eu *teria* que morrer, também *tinha* que pensar sobre isso. Era assim que a coisa me parecia. Mas eu não estava vivendo minha vida. Os pensamentos dominavam tudo. Era como uma morte em vida. Eu me sentia como se estivesse no inferno. Quando estamos com depressão, ela toma conta de tudo e se torna um problema em si mesma.

Tentei vários tipos de terapia, mas os pensamentos continuavam surgindo e eu estava convencido de que precisava me dedicar a eles quando surgiam. Do contrário, por que fariam isso?

As premissas básicas da terapia metacognitiva eram totalmente novas

Quando conheci a terapia metacognitiva, tive minhas reservas.

Sua premissa básica era que todos tinham pensamentos negativos e sombrios, mas nem todos os cultivavam.

Me explicaram que eu não precisava me sentir tão mal o tempo todo. Sempre acreditei que as coisas simplesmente eram assim para mim. Achava que precisava analisar esses pensamentos. E que não tinha nenhum poder de escolha quanto a isso.

Naquele momento, descobri que não precisava me aprofundar nesses pensamentos sombrios, que podia me desvencilhar deles e esperar para ver se retornavam. Aprendi que podia sentar em uma poltrona em casa e dizer a mim mesmo que não queria cultivá-los.

O momento decisivo veio quando, depois de algumas sessões, vi que estava conseguindo deixar os pensamentos ir e vir, sem que isso estragasse meu dia – e sem que eu tivesse uma recaída sombria.

Ainda acredito que vou me deparar com a tristeza. Mas agora consigo seguir em frente, não tenho medo de ter outro episódio de depressão grave. Pensamentos sombrios não estragam mais minha vida. Consigo me afastar deles e seguir em frente. Eles ainda vêm, às vezes com frequência, mas toco minha vida e sigo fazendo minhas coisas. Não preciso sentar e me entregar. A ideia de que eu não precisava sentar e me entregar a eles, como achava que deveria fazer, era muito nova para mim.

Agora estou completamente livre da depressão. Tenho um emprego estável, uma autoestima mais elevada e estou mais preparado emocionalmente.

A JORNADA DE LEIF
DOS PENSAMENTOS-GATILHO À DEPRESSÃO

Desde a juventude Leif sofria de depressão e ansiedade a respeito da morte. Seus pensamentos-gatilho – que incluíam desesperança e culpa em relação à família – costumavam surgir pela manhã e desencadear de seis a oito horas de ruminação em busca de uma solução. As muitas horas que passava ruminando lhe causavam cansaço, problemas de concentração e de sono.

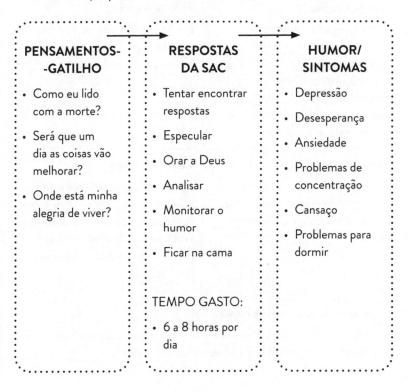

ESTRATÉGIAS ANTIGAS DE LEIF QUE CONTRIBUÍAM PARA OS SINTOMAS	NOVAS ESTRATÉGIAS DE LEIF QUE O AJUDARAM A SUPERAR OS SINTOMAS
Estilo de pensamento: Eu me sentia obrigado a pensar sobre a morte.	**Estilo de pensamento:** Hoje sei que não preciso pensar na morte e em outras coisas negativas. Não preciso mergulhar em pensamentos negativos.
Foco da atenção: Minha atenção estava focada em mim mesmo e nos meus pensamentos. Com frequência eu ficava ausente mesmo na companhia de outras pessoas. Nesses momentos eu me sentava distante delas e ruminava.	**Foco da atenção:** Minha atenção está no mundo exterior. Agora foco, por exemplo, na família e no trabalho.
Comportamento: Conversava com outras pessoas sobre meus pensamentos e tentava encontrar outras soluções, como a cura.	**Comportamento:** Mantenho a programação do dia, independentemente do meu humor, dos meus pensamentos e dos meus sentimentos. Resolvo as coisas mesmo quando estou relutante e desmotivado.

O que aprendi sobre meus pensamentos:

Não acredito mais que meus pensamentos sombrios precisam ser processados. Não preciso ruminar pensamentos negativos.

CAPÍTULO 5

SAIA DA SUA CABEÇA E ENTRE NA SUA VIDA

A maioria das pessoas sonha com a mudança. Sonhamos em aprender a tocar piano, mudar de país, ser autossuficientes, fazer parte de uma comunidade, começar um curso novo, conseguir um emprego em um setor totalmente diferente. Fantasiamos um dia poder preparar todas as receitas dos livros de culinária que compramos ao longo dos anos mas nunca sequer folheamos. Sonhamos descobrir novos hobbies, retomar hobbies antigos ou conhecer pessoas com interesses em comum. Pessoas que sofrem de tristeza, desânimo ou depressão têm tantos sonhos quanto quaisquer outras, mas vejo nos meus pacientes que o medo de uma nova depressão ou de um período de pensamentos sombrios os impede de realizá-los. Eles querem fazer planos para o futuro, mas temem errar ou ter experiências ruins. Convencidos como estão de que uma nova crise de depressão pode destruir sua motivação a qualquer momento, raramente seguem seus planos até o fim.

Naqueles que sofrem de depressão ou de crises recorrentes, é muito comum que o medo de ficar deprimido ou desanimado de novo derive em uma *expectativa* de que isso vai acontecer. A ruminação está centrada na seguinte expectativa: "Não consigo evitar ficar deprimido de novo. Sinto que estou um pouco mais chateado com isso hoje do que estava ontem. Eu me lembro dessa ansiedade, foi a mesma da última vez que fiquei deprimido." Ruminações desse tipo são capazes de nos convencer de que os sintomas depressivos são uma condição permanente da nossa vida. Como se fosse nossa sina estar deprimido ou correr constantemente o risco de cair em depressão. Começamos a acreditar que temos uma psique mais instável que as outras pessoas. Então escolhemos nos conter. Evitamos novas experiências por medo de não conseguirmos lidar com elas. Em vez disso, permanecemos na nossa zona de conforto e vivemos em marcha lenta.

Minha missão é mostrar às pessoas que, por meio da terapia metacognitiva, mesmo aqueles que tiveram ou têm depressão podem viver uma vida plena. É possível libertar-se desses medos e dessas expectativas limitantes. Assim como abandonar um mau hábito, vai exigir paciência e foco. Quando, ao longo de muitos anos, nos acostumamos a recusar planos e só frequentamos ambientes onde nos sentimos seguros, nosso sistema de controle interno precisa ser reestruturado e redefinido para que possamos estender a mão e agarrar as possibilidades da vida como os outros fazem – mesmo as possibilidades que, nesse momento, parecem inalcançáveis.

São vários os passos da jornada de sair da própria cabeça e entrar na vida. O primeiro e mais importante é ter consciência da nossa ruminação e acreditar que podemos controlá-la, independentemente do que a vida nos traga de desafios, derrotas e pensamentos negativos – como exploramos nos capítulos anteriores.

O próximo passo na terapia metacognitiva é reconhecer que *somos capazes* de realizar nossos sonhos e de seguir um plano de ação, a despeito dos nossos pensamentos e sentimentos. Muitas pessoas descobrem que ganham tempo quando ruminam menos, tempo esse que elas usam para transformar seus sonhos em realidade. Geralmente pergunto aos meus pacientes como eles usariam esse tempo extra. Quando a depressão faz parte da nossa vida há anos, pode ser difícil saber o que queremos de verdade. Você tem um sonho antigo de abrir o próprio negócio? Ou só quer acordar com um sorriso no rosto ao invés de ter que reunir coragem para enfrentar o dia? Quando descobrimos qual é o nosso sonho, temos que traçar um plano. Pode ser um plano apenas para as próximas horas, mas talvez exija mudanças radicais na nossa vida. Os dois planos podem ser executados – ainda que a motivação desapareça no caminho. Depressão e desânimo não são a sina da nossa vida.

Sonhos e desejos surgem quando participamos da vida. Imagine que você está diante do vasto e bem preparado bufê de um hotel cinco estrelas. Há mexilhões ao vinho branco, presunto caramelado e presunto curado, e risoto de vegetais da estação. Há saladas frescas e tomates doces, cogumelos *chanterelle* e batata temporã. Há queijos deliciosos, bolos, frutas e castanhas. Você pode imaginar o sabor de tudo isso, mas só saberá mesmo quando experimentar. Precisa primeiro dar um passo à frente e pegar um prato.

É assim com a vida e com todas as possibilidades que ela oferece. Você quer ir para a universidade, mudar de emprego, encontrar um parceiro ou trabalhar meio período para ter tempo livre para atividades criativas? Bom, mergulhe de cabeça! Mesmo que pareça um desafio. Como pode mergulhar de cabeça na vida quando passou anos usando a estratégia oposta para se proteger?

Se você passa muitas horas por dia ruminando – e é um megarruminador –, pode ser muito difícil se convencer de que o futuro não precisa ser limitado pela ameaça de uma nova crise de depressão. Mas quando descobrir que pode limitar as ruminações que mantêm viva a depressão e aceitar que não é uma vítima da genética, da época do ano ou da hipersensibilidade, você vai ter muito tempo livre.

Como agir sem motivação

Um dos elementos-chave da terapia metacognitiva é aprender a agir sem motivação. É crucial aprender a fazer coisas novas e a se ater a um plano, mesmo quando você não está motivado.

Nossa motivação e nosso desejo são voláteis e podem mudar de um dia para outro – às vezes de uma hora para outra. Se está nublado lá fora, ou se estamos tendo uma semana ruim, é normal que nossa motivação para sair da cama, fazer exercícios ou encontrar outras pessoas diminua drasticamente. De repente não ansiamos mais por caminhar entre as árvores, assistir ao nosso programa de TV favorito ou preparar algo gostoso para o jantar. Podemos repetir palavras de estímulo para nós mesmos para reacender nossa motivação ou podemos ficar na cama e esperar que ela volte. As duas estratégias podem causar mais ruminação.

Fazemos centenas de coisas todos os dias sem sentir nenhum desejo ou motivação. Eu, pessoalmente, não me sinto motivada nem a lavar a louça depois do jantar, nem a arrumar a casa, nem a escovar os dentes antes de dormir.

Mas faço tudo isso mesmo assim. Não espero a motivação aparecer. Hoje de manhã, por exemplo, não me sentia motivada a sair da cama. Queria dormir um pouco mais. Muitas pessoas querem continuar deitadas depois que o despertador toca. Mas sabemos que a melhor coisa a fazer é levantar logo e ir para o trabalho ou para o compromisso do dia.

Pensamentos, sentimentos e ações são três coisas diferentes, que não necessariamente coexistem. Realizamos centenas de tarefas todos os dias sem nenhuma motivação e fazemos centenas de movimentos sem pensar. A maioria das nossas ações não tem nada a ver com pensamentos e sentimentos, nós somente as realizamos. Por exemplo, se fosse esperar para me sentir motivada a ir à academia, eu nunca iria. Do mesmo modo, não vou ao supermercado apenas quando estou animada para ir. A melhor estratégia é seguir um plano de ação sem condicioná-lo muito à sua motivação, a seus sentimentos e a seus pensamentos.

Peguemos como exemplo levantar da cama pela manhã. O despertador toca às sete horas. Nossa motivação de sair de baixo do edredom e ir até o banheiro é praticamente nula. O que fazemos?

Há várias reações possíveis. Nossa estratégia determina se sair da cama vai ser uma coisa fácil de fazer ou não:

Estratégia nº 1:
Continuamos deitados e esperamos que o desejo de levantar venha espontaneamente. Essa não é uma boa estratégia. Ela fornece as condições ideais para a ruminação e faz com que mergulhemos mais fundo no estado de cansaço e desânimo em que acordamos.

Estratégia nº 2:
Tentamos reprimir pensamentos, enterrá-los ou tirá-los da cabeça. Essa estratégia é um tiro pela culatra. Ela consome energia e os pensamentos vão continuar surgindo sem parar, como o pato de borracha que tentamos manter embaixo d'água.

Estratégia nº 3:
Tentamos nos estimular – pensamos no café quentinho ou nos raios do sol da manhã. Essa estratégia também não é muito

boa. O debate interior cria mais preocupações na nossa cabeça e corremos o risco de nos convencer de que é melhor ficar na cama, embora o objetivo fosse nos convencer do contrário. "Vamos lá, vai ser um bom dia", diz um pensamento. "Ah, não vai, não. Estou sem forças hoje", diz outro. Não podemos ter certeza de que os pensamentos estimulantes vão ganhar esse debate. O estímulo é um tipo de "pensamento ativo" e, como já vimos, pensar demais não se resolve com mais pensamentos, mesmo que eles sejam positivos.

Estratégia nº 4:
Outra estratégia comum que usamos para tentar sair da cama é nos repreender por sermos tão preguiçosos e por não conseguirmos levantar de manhã. É possível que a autocrítica nos faça levantar, mas nossa autoestima e nosso bom humor vão desaparecer no meio do caminho. Não é possível adquirir hábitos melhores ruminando. Portanto, essa estratégia não é boa.

Estratégia nº 5:
A melhor estratégia é se desapegar dos pensamentos. Precisamos focar no objetivo de levantar da cama e ignorar nossa falta de desejo e motivação. Quando focamos no nosso objetivo, a música de fundo que a desmotivação toca vai desaparecendo.

Quanto mais nos ativermos aos nossos objetivos e fizermos as coisas, sem tentar nos estimular a entrar em uma mentalidade motivada e sem nos oferecer escolhas para desviar do nosso plano, mais vamos perceber que somos capazes de agir apesar dos nossos pensamentos e sentimentos. Podemos ir ao centro mesmo quando preferimos ficar em casa, podemos ir à academia apesar de querermos ficar no sofá assistindo à TV. Aprendemos a separar pensamentos de ações.

Nada é "oito ou oitenta"

A mente humana é muito mais sofisticada do que podemos imaginar. Muitos de nós tendem a ver a vida de acordo com a lógica do "oito ou oitenta": ou estamos 100% deprimidos e só temos energia para ficar sentados, esperando uma melhora repentina, ou estamos dando conta de tudo com facilidade. Mas não é assim que a mente funciona. Nós, seres humanos, podemos experimentar vários sentimentos ao mesmo tempo: podemos nos sentir felizes e tristes; podemos sentir amor e ódio. Nada é apenas oito ou oitenta, pois entre esses dois números há muitos outros.

Ou seja, podemos não estar nos sentindo bem fisicamente e com a cabeça cheia de pensamentos-gatilho, mas ao mesmo tempo ir curtir um bom filme no cinema. Uma coisa não exclui a outra. Desejo e ação também não são mutuamente excludentes. Podemos facilmente agir sem desejo. Muitos pacientes meus dizem que param de dar atenção aos seus pensamentos-gatilho quando, apesar da falta de desejo ou de motivação, se obrigam a ir para o trabalho ou para um evento social. Mesmo quando querem recusar um convite, vão e acabam tendo uma noite legal e divertida. Eles contam que uma festa – apesar da falta de desejo inicial – consegue, muitas vezes, fazê-los desviar o foco dos próprios pensamentos, melhorando seu humor. Alguns dizem ainda que escutam seus pensamentos negativos sobre problemas e medos ao mesmo tempo que se divertem. Nada, portanto, é oito ou oitenta.

O QUE FAÇO NA MINHA CLÍNICA

COMO AGIR SEM MOTIVAÇÃO

É muito comum que as pessoas tenham dificuldade de fazer coisas que não querem fazer, mas a capacidade de agir sem motivação vem com a prática. Juntos, eu e meu paciente preparamos uma lista das coisas que ele precisa fazer, mesmo que não queira. Elas podem incluir:

- Comer

- Sair da cama

- Conversar com alguém

- Deitar para descansar

- Fazer uma caminhada

- Lavar a louça

Quando descobrem que conseguem fazer essas coisas com facilidade, sem pensar ou sentir se querem ou não fazê-las, os pacientes podem começar a introduzir atividades em dias fixos e tomar decisões importantes a tempo, independentemente do seu humor ou do seu estado mental.

Alguns pacientes dizem que decidiram acordar todos os dias às sete horas, comer às oito, ao meio-dia e às sete da noite, e fazer uma caminhada de, no mínimo, dez minutos toda tarde. Outros decidiram encontrar pelo menos duas pessoas toda semana. Saem para tomar um café com um amigo, almoçar com um colega de trabalho ou fazer uma caminhada com um vizinho. Com o tempo, eles veem que são capazes de manter um nível estável de atividade, não importando se é um dia bom ou ruim.

Desafio meus pacientes a aumentar o nível de dificuldade dos exercícios de "agir sem motivação". A cada três dias, peço que se perguntem "O que eu menos quero fazer neste momento?" e façam exatamente isso. Assim, eles descobrem que são capazes de seguir um plano de ação sem qualquer motivação. Com o tempo, reúnem forças para, por exemplo, continuar um curso, ficar em um emprego ou manter um relacionamento, situações nas quais o desejo e a motivação mudam com o passar do tempo.

Separe pensamento de ação para criar ímpeto

Mesmo as decisões mais cruciais da vida podem ser feitas sem o estado mental correto ou sem 100% de clareza.
    Raramente tomamos decisões importantes em pouco tempo. A princípio, é bom olhar para a questão de diferentes ângulos antes de nos decidirmos. Se está pensando em pedir demissão porque não está mais crescendo no ambiente de trabalho, você provavelmente vai considerar a economia, em que lugar vai trabalhar depois, os colegas de quem vai sentir falta e o conforto da sua rotina. Todos esses pensamentos podem reprimir seu primeiro impulso: o de pedir demissão. Outro exemplo que meus pacientes costumam trazer para a sessão é o desejo de deixar o parceiro porque o casamento não é mais tão forte quanto antes. Uma paciente, por exemplo, relata que, apesar de a relação estar ruim, evita se separar porque tem medo de se arrepender e pensa em como seus filhos seriam afetados por essa decisão. Mas ela tampouco escolhe lutar pelo casamento; em vez disso, fica em um limbo, ruminando as possibilidades. Ela está no casamento, mas sem convicção. Enquanto a maioria das pessoas acaba decidindo ficar e fazer de tudo para salvar o casamento ou se divorciar, megarruminadores permanecem no limbo.
    Pessoas que ruminam muito têm muito mais dificuldade de chegar a uma decisão. Megarruminadores, ainda por cima, tendem a ruminar ruminações: "Por que eu não consigo simplesmente tomar uma decisão? Por que fico mudando de ideia?" As novas ruminações podem confundir o problema original. Algumas pessoas seguem regras inadequadas para essas ruminações focadas em dilemas, o que dificulta que se tome uma atitude. Quando não conseguimos lidar com um dilema enquanto não estamos 100% convencidos de nossa escolha, corremos o risco de ficar presos em ruminações que não têm qualquer ímpeto por

trás. A melhor estratégia é não esperar para agir, pensando coisas como: até quando preciso me decidir? Daqui a duas semanas? Dois anos? Ou nunca? Uma regra muito mais robusta é limitar o tempo de ruminação e agir dentro de um prazo definido.

Na clínica, uso os três passos detalhados a seguir como ponto de partida ao ensinar a meus pacientes a agir com base em um prazo definido. Ajustamos os planos de acordo com o cronograma de cada um, mas sempre procuro dissuadi-los de estender o prazo.

1. A paciente estabelece um prazo (digamos três meses) para finalizar o exercício. Ela determina que vai passar uma hora por dia, durante três meses, analisando uma situação que precisa resolver. Nessa hora, ela se dedica a pensar em todos os aspectos dessa situação.

2. Após três meses, ela toma uma decisão. Agora precisa agir, mesmo que não tenha tanta certeza da sua decisão. Se está pensando em se divorciar, deve fazer isso de uma vez por todas ou se comprometer a investir no casamento.

3. Se, depois disso, ela tiver pensamentos-gatilho que questionam a decisão tomada, deve praticar a atenção plena desapegada. Não deve se deixar levar e ruminá-los, apenas permitir que os pensamentos venham e vão. Recomendo que reserve, no máximo, uma hora por dia para analisar seus pensamentos e suas dúvidas, e, caso eles surjam fora do período determinado, aconselho-a a observá-los passivamente. Nesse momento, estabelecemos um prazo – por exemplo, um mês ou seis meses – para avaliar a decisão. Se, depois desse período de atenção plena desapegada, ainda estiver em dúvida, ela deve recomeçar e seguir esses três passos novamente.

Não é um exercício fácil. Algumas pessoas nunca encontram uma resposta clara para as grandes decisões da vida. Nesse meio-tempo, você pode ter uma vida boa, sem sintomas de depressão, ainda que não consiga se decidir sobre o que quer de verdade ou tomar decisões importantes.

Com a terapia metacognitiva, você vai descobrir que é fácil levar suas dúvidas para o trabalho, para o cinema ou para a casa de um amigo. Você pode, de fato, ser feliz e alegre e ao mesmo tempo ter dúvidas espreitando ao fundo. O mais importante não é se livrar das dúvidas, mas descobrir que, apesar delas, você é capaz de controlar suas ruminações e de ter uma vida plena, livre da depressão.

BERIT

"A terapia metacognitiva foi uma revelação."

Eu estava na segunda sessão de terapia metacognitiva quando a psicóloga me perguntou: "Você acha que foi sua depressão que causou a ruminação ou a ruminação que causou a depressão?"

Na hora, aquilo fez total sentido para mim – não restava dúvida nenhuma. Era óbvio que pensar era o problema. Eu pensava o tempo todo se estava fazendo tudo bem-feito e se os outros gostavam de mim. Me preocupava o tempo todo se era bem-sucedida no trabalho e em casa. Às vezes nem queria conversar com meus filhos, porque estava ocupada demais com meus pensamentos. Meus pensamentos eram fardos que eu não conseguia suportar. Quando me vi ali com a psicóloga e entendi que eram os pensamentos que alimentavam minha depressão, foi uma verdadeira revelação, uma grande surpresa, porque a vida inteira acreditei que era melhor me aprofundar cada vez mais nas coisas.

Na minha vida profissional, trabalhei com famílias e crianças que precisavam de ajuda e de apoio. É um trabalho bastante recompensador, mas que exige muito da mente, e parte dele é supervisionar e ser supervisionada. Várias vezes procurei um psicólogo que pudesse me ajudar a estruturar meus sentimentos e meus pensamentos e a falar sobre eles. Tentei terapia cognitivo-comportamental, psicologia positiva, atenção plena e ioga. No início essas linhas me ajudaram, pois atuavam nos sistemas com os quais eu estava acostumada, tanto no trabalho quanto na vida pessoal. Nunca pensei que poderia ser diferente. Assim, fiquei surpresa ao ver que a psicóloga que aplicava a terapia metacognitiva não estava interessada em me ouvir falar sobre o conteúdo dos meus pensamentos.

Procurei a terapia metacognitiva porque tive uma segunda crise de estresse. Nas duas vezes, tive uma sensação muito forte e deprimente de impotência e medo em relação ao futuro, que veio logo depois do estresse.

A primeira vez tive um choque. Nunca havia sentido nada parecido. Tínhamos muitos desafios no trabalho: disputas, demissões e coisas do gênero. Desci a ladeira bem rápido: não conseguia mais respirar, não conseguia mais ir trabalhar, não conseguia mais caminhar como antes. Meu corpo tinha desistido completamente. Na mesma época, minha cunhada morreu e vários desafios familiares surgiram por conta disso, resultando em muita pressão em casa também. E lidar com todos esses problemas, tanto profissionais quanto pessoais, era muito difícil. Eu estava de luto. As pessoas de quem mais gostava estavam de luto. E eu tinha dois filhos para cuidar.

Pensamentos-gatilho já não me afetam
Na terapia metacognitiva percebi que, se nosso trabalho interfere na nossa vida pessoal, estamos sempre analisando as coisas. Naquele momento ficou claro para mim que eu tinha uma escolha. Que, independentemente do que havia no meu prato, eu tinha o direito de decidir quanto queria enchê-lo.

Foi uma experiência revolucionária. Nunca havia me ocorrido que eu tinha uma escolha. Concordei com a psicóloga em definir um horário para a ruminação, entre as 16h30 e as 17 horas, todos os dias. Eu não poderia registrar os pensamentos que surgissem em outros momentos, pois o ato de anotá-los só os alimentaria. Isso também era revolucionário para mim.

E os pensamentos não voltavam. Todos aqueles pensamentos-gatilho eram papo-furado!

Os sentimentos negativos que eu estava vivenciando não desapareceram. Eu continuava insegura com o futuro e ainda me perguntava se era boa o suficiente. Mas agora era capaz de processar menos esses pensamentos.

Assim, aprendi a me autorregular. Hoje sei que não importa nem um pouco quais experiências e desafios tenho que enfrentar. O importante é a forma como me relaciono com meus pensamentos. Será que devo ruminar o dia todo ou sou capaz de simplesmente aceitar o fato de ter escolhido deixar a ruminação de lado e ficar feliz com isso? Essa compreensão me salvou, não tenho dúvidas quanto a isso.

Uso diariamente as estratégias que aprendi em seis sessões de terapia metacognitiva. Sei que vários pensamentos são mais propensos a surgir quando estou sob muita pressão. Antigamente eu teria me preocupado com antecedência com quais seriam esses pensamentos. Teria especulado sobre impressões e sentimentos. Mas não faço mais isso. Ainda tenho pensamentos negativos, mas consigo deixá-los passar. Sei que não preciso embarcar no trem do pensamento. Também aprendi que posso olhar através de todas as coisas deprimentes, todas as preocupações e todos os pensamentos, e enxergar o que realmente importa. A psicóloga demonstrou isso ao pedir que eu escrevesse meus pensamentos depressivos em uma vidraça e perguntar se eu conseguia ver alguma coisa atrás das palavras. Obviamente, eu conseguia. Via vitrines e pessoas na rua. Isso se aplicava a todos os meus muitos pensamentos. Eles são só ar. Posso enxergar através deles e focar em outra coisa.

É claro que alguns problemas e desafios ainda precisam ser resolvidos: coisas normais, como as finanças, com que todos temos que lidar. Mas posso, de novo, simplesmente deixá-los passar até que chegue a hora de pensar sobre eles. Eu penso: "Isso precisa ser resolvido agora? Não, não precisa. No fim de semana eu resolvo." E assim consigo deixar o pensamento passar.

Em dias agitados, quando as coisas estão mais difíceis, faço alguns exercícios que aprendi nas sessões de terapia metacognitiva. Gosto muito dos exercícios de atenção com sons (veja as páginas 90-92). Foco nos sons exteriores por um minuto e deixo os pensamentos-gatilho passar. Antes eu teria ficado estressada se o barulho de um carro me incomodasse enquanto estivesse trabalhando ou concentrada em alguma coisa, mas agora sei que posso escolher se o ouço ou não.

Isso é uma coisa boa. Acho que a terapia metacognitiva é o motivo pelo qual ainda consigo trabalhar. Estou trabalhando em jornada reduzida, que era o que eu queria. E tudo está indo bem.

A JORNADA DE BERIT
DOS PENSAMENTOS-GATILHO À DEPRESSÃO

Berit geralmente se deixava levar pelos pensamentos-gatilho que envolviam sua autoestima. Ela exigia de si mesma que tudo fosse perfeito e nada a decepcionasse. Os pensamentos-gatilho de Berit surgiam com mais frequência quando ela pensava no trabalho ou em problemas que achava não ter resolvido de maneira satisfatória. Ela costumava passar oito horas por dia ruminando, o que a deixava deprimida, cansada e desanimada.

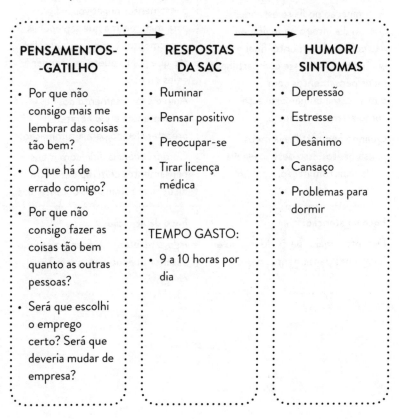

PENSAMENTOS-GATILHO
- Por que não consigo mais me lembrar das coisas tão bem?
- O que há de errado comigo?
- Por que não consigo fazer as coisas tão bem quanto as outras pessoas?
- Será que escolhi o emprego certo? Será que deveria mudar de empresa?

RESPOSTAS DA SAC
- Ruminar
- Pensar positivo
- Preocupar-se
- Tirar licença médica

TEMPO GASTO:
- 9 a 10 horas por dia

HUMOR/SINTOMAS
- Depressão
- Estresse
- Desânimo
- Cansaço
- Problemas para dormir

ESTRATÉGIAS ANTIGAS DE BERIT QUE CONTRIBUÍAM PARA OS SINTOMAS	NOVAS ESTRATÉGIAS DE BERIT QUE A AJUDARAM A SUPERAR OS SINTOMAS
Estilo de pensamento: Quando tinha um pensamento-gatilho, eu me agarrava a ele logo de cara e o revirava sem parar. Meus pensamentos eram negativos e minha ruminação cresceu a ponto de eu não conseguir lidar com ela. A ruminação podia se estender por um dia inteiro ou mais e eu não colocava um ponto-final nela enquanto não tivesse compartilhado meus pensamentos com outra pessoa ou não estivesse completamente exausta. Quando compartilhava meus pensamentos, isso desencadeava ainda mais ruminação.	**Estilo de pensamento:** Quando tenho um pensamento-gatilho, sei que ele pode tomar conta da situação e que, por isso, devo deixá-lo passar. Agora ponho em cena outros pensamentos. Olho através dos pensamentos negativos e digo para mim mesma que são apenas pensamentos e que posso escolher até que ponto quero me ocupar deles ou não. Adio o processamento dos pensamentos até o horário preestabelecido para a ruminação. Com frequência, lido com meus pensamentos com rapidez ao invés de os ficar ruminando durante dias.
Foco da atenção: Durante a maior parte do tempo eu focava nos pensamentos negativos.	**Foco da atenção:** Agora mantenho o foco no mundo exterior quando as ruminações chegam.

ESTRATÉGIAS ANTIGAS DE BERIT QUE CONTRIBUÍAM PARA OS SINTOMAS	NOVAS ESTRATÉGIAS DE BERIT QUE A AJUDARAM A SUPERAR OS SINTOMAS
Comportamento: Minha ruminação era tão importante para mim que eu tinha dificuldade de estar perto de outras pessoas. Me tornei retraída e egoísta.	**Comportamento:** Movimento o corpo para fortalecer meu esforço consciente de parar de ruminar. Coloco uma música para tocar e me concentro nela ou no que estão falando no rádio. Estabeleci um horário fixo para analisar meus pensamentos. Esse período é limitado e inegociável. Geralmente acabo vendo que os pensamentos-gatilho foram embora ou que, quando chega a hora da ruminação, eles não são mais tão importantes assim.

O que aprendi sobre meus pensamentos:

É a ruminação que causa estresse e dá origem aos sintomas depressivos, não o contrário.

CAPÍTULO 6
O CÉREBRO PRECISA MESMO DE REMÉDIOS?

Em quase todos os armários de remédios do mundo encontramos antidepressivos. Para algumas pessoas, eles podem ser a solução e a porta de saída da tristeza nos momentos em que a vida parece absolutamente insuportável. No entanto, para muitas outras pessoas, a medicação não é uma solução tão boa: ligeiramente eficazes em limitar os sintomas, antidepressivos têm efeitos colaterais negativos e, com frequência, um alto risco de causar recaídas.

Não há vergonha em procurar ajuda e precisar de remédios para tratar a depressão. Pelo contrário. Mas deveríamos, por muitos motivos, resistir ao uso de antidepressivos como primeira opção para tratar depressão leve ou moderada.

Novos estudos mostram que os inúmeros efeitos colaterais desses medicamentos (que incluem náusea, falta de apetite, ganho de peso, tontura e falta de libido) raramente compensam sua eficácia. Segundo esses estudos, em casos de depressão grave, a medicação só reduziu perceptivelmente os sintomas em 50% dos pacientes. Além disso, esses pacientes apresentaram alto risco de recaída assim que pararam de tomar a medicação (comparado à interrupção da terapia), porque, embora trate os sintomas, a medicação não elimina as causas da depressão.

Algumas pesquisas também indicam que a suspensão do uso

de antidepressivos pode aumentar o risco de as pessoas terem pensamentos suicidas. Ainda não sabemos as razões para isso, mas uma hipótese é que a medicação bloqueia a regulação natural dos nossos sentimentos no nível mais básico da mente (veja o modelo metacognitivo na página 29). Se nossos pensamentos e sentimentos negativos são atenuados, reprimidos ou bloqueados pela medicação, isso pode explicar parcialmente por que sua suspensão aumenta o risco de recaída.

Algumas pessoas têm seus sintomas depressivos agravados por antidepressivos; por exemplo, quando começam a se medicar, elas experimentam fortes sentimentos de insignificância e pensamentos suicidas. Outras dizem sofrer com novas ruminações do próprio valor, ao mesmo tempo que são atormentadas pelos efeitos colaterais, como ganho de peso e falta de libido. Outra possível razão pela qual a medicação é ineficaz para algumas pessoas é que elas continuam ruminando e mantendo a depressão viva não importa quantos comprimidos tomem.

Se os antidepressivos estão funcionando para você, se sente que está melhorando por tomá-los e não sofre efeitos colaterais negativos, continue com eles. Eu, no entanto, recomendaria a qualquer pessoa que considerasse a terapia metacognitiva um possível primeiro passo para o tratamento da depressão leve, e também àquelas que já fazem uso da medicação mas sentem que ela não está ajudando ou estão preocupadas com os efeitos colaterais.

Não é de uma hora para outra

Talvez você ache estranho eu perguntar "O cérebro precisa mesmo de medicação?" porque a medicação ajuda muita gente. Não estou dizendo que as pessoas podem – ou devem – jogar seus comprimidos pela janela de uma hora para outra. Quando paramos de repente com a medicação, nos arriscamos a sofrer efeitos colaterais perigosos e os sintomas depressivos podem voltar imediatamente. Se quisermos parar de tomar antidepressivos, isso deve ser feito sempre sob orientação profissional, para que tenhamos acesso a ajuda e apoio se os sintomas depressivos voltarem.

Minha missão não é incentivar as pessoas que se sentem melhor com a medicação a se afastarem dela, mas apresentar a ideia de que é possível viver sem antidepressivos desde que se tratem com uma psicoterapia eficaz, como a terapia metacognitiva. Todos podem aprender estratégias que tornam a medicação menos necessária ou até mesmo totalmente dispensável.

> **VOCÊ TOMA ALGUM MEDICAMENTO?**
> É muito importante enfatizar que você não deve parar de repente com a medicação que lhe foi receitada. Isso pode causar sérios efeitos colaterais e até uma recaída. Se quiser parar com a medicação, recomendo que converse com seu médico ou seu psiquiatra sobre a melhor maneira de fazer isso.

Sua depressão é causada por falta de serotonina?

Com o tempo, foi se propagando a ideia de que a depressão era um desequilíbrio químico no cérebro causado por falta de serotonina e que essa deficiência devia ser tratada com medicação, para que os níveis de serotonina no cérebro aumentassem. Considero isso muito problemático. É essa mesma convicção – de que a depressão é um transtorno cerebral incontrolável – que nos impede de descobrir como podemos controlar a situação adotando estratégias mentais adequadas. É verdade que pessoas com depressão tendem a ter níveis mais baixos de serotonina. Mas isso não significa que a depressão é causada por essa deficiência, apenas que esses dois sintomas costumam coexistir.

A depressão, como a pesquisa de Wells e de seus colegas demonstrou, está associada a metacognições e estratégias de pensamento inadequadas. Nós reprimimos, ruminamos, processamos, monitoramos nosso humor, nos confortamos e tentamos evitar situações desconfortáveis. É por isso que, para a maioria das pessoas, o tratamento mais eficaz é processar menos os pensamentos.

Com frequência ouço pessoas com depressão dizerem que alguma coisa no cérebro delas parece ter mudado com a depressão – ou até que ela o danificou. Em alguns casos, elas mostram imagens de ressonância magnética que revelam, por exemplo, um hipocampo menor. Isso não está completamente errado.

Nosso cérebro de fato muda quando estamos deprimidos e ruminamos muito. Mas a depressão não é a única coisa que faz isso – tampouco essas mudanças são todas permanentes. As substâncias químicas do cérebro mudam constantemente, de acordo com o que fazemos. Por exemplo, quando bebemos uma xícara de café ou um copo de refrigerante ou comemos um pedaço de chocolate, a química do cérebro muda de forma perceptível. Isso é completamente normal. Mas, mesmo que o cérebro mude quando ingerimos chocolate, não podemos concluir que isso vai causar um dano cerebral ou uma mudança permanente. Se ruminamos muito durante um longo período, os hormônios e neurotransmissores do cérebro podem ser afetados; talvez experimentemos sintomas como tristeza e desesperança. Nossa memória e nossa concentração também podem sofrer se o cérebro estiver sobrecarregado com ruminações e preocupações. Mas, como ele é plástico, nossas funções cognitivas voltam ao normal assim que paramos de ruminar tanto.

Até o momento nenhuma pesquisa demonstrou uma relação causal direta entre a depressão e a falta de serotonina no cérebro humano, ao passo que a conexão entre depressão e ruminação já foi comprovada. Vários experimentos demonstraram que, ao serem instadas a ruminar pensamentos negativos, por um período curto ou longo, as pessoas desenvolviam sintomas de depressão. No livro *Depressive Rumination* (Ruminação depressiva), de 2004, Papageorgiou e Wells descrevem um estudo que evidenciou que, quando se dedicavam a ruminações autocentradas, como pensar nas derrotas que já sofreram ou no próprio mau humor, os voluntários tinham seus sintomas depressivos aumentados consideravelmente. Esse estudo foi feito com pessoas deprimidas e não deprimidas.

No geral, há muito mais provas de que a depressão é causada pelo uso de estratégias inadequadas, como a ruminação, do que por uma deficiência química no cérebro.

A depressão tem diferentes graus

É paradoxal pensar que muitos médicos e psiquiatras continuam preferindo medicamentos antidepressivos como primeiro passo na luta contra a depressão quando sabemos que uma psicoterapia eficaz é crucial para alcançar efeitos duradouros. Sei que médicos prescrevem medicação de boa-fé e que só querem ajudar seus pacientes. O fato de tantas prescrições serem feitas se deve ao senso comum de que a depressão é uma doença e que a medicação é um tratamento mais rápido e, portanto, mais barato que a psicoterapia – noções que reforçam ainda mais o senso comum. Em alguns países e regiões onde encaminhar pacientes à terapia pode envolver longos períodos de espera, prescrever antidepressivos também é uma das poucas opções de tratamento imediato.

No entanto, não há nada que indique que a medicação seja mais barata que a terapia metacognitiva – certamente não a longo prazo. A maneira mais eficaz e duradoura de sair da depressão é aprender estratégias melhores para lidar com os desafios interiores e exteriores da vida. A terapia metacognitiva pode ser a solução mais sustentável para a depressão.

Meus estudos com o professor Wells e outras pesquisas mostram que as pessoas geralmente se recuperam da depressão depois de seis a doze sessões de terapia metacognitiva – esse número também se aplica a casos mais severos. Ao contrário da medicação, a terapia metacognitiva não tem efeitos colaterais e não demora meses ou anos como outras opções de tratamento.

De vez em quando encontro antigos pacientes que, mesmo depois de terem feito o tratamento metacognitivo e superado a depressão, continuam tomando remédio porque se perguntam: "E se for a medicação que estiver me ajudando? O que vai acontecer se eu descobrir que, sem ela, não sou capaz de fazer nada?"

Compreendo essa preocupação e reitero que as pessoas só devem parar a medicação quando sentirem que têm controle suficiente sobre suas ruminações e sobre sua vida diária, e mesmo assim só depois de terem traçado um plano de redução gradual com seu médico.

Mas, quando as pessoas aprendem as estratégias metacognitivas e continuam tomando a medicação por muito tempo sem estarem deprimidas, elas acabam minando a sensação de autocontrole. É mais ou menos como continuar andando de bicicleta com rodinhas muito depois de ter aprendido a andar sem elas.

Tire as rodinhas

A depressão geralmente prejudica as funções cognitivas, principalmente a capacidade de concentração e a memória. Muitas pessoas com depressão esquecem compromissos, aniversários e tarefas diárias. Problemas de concentração e perda de memória são consequências muito comuns da SAC e podem ser muito frustrantes. De repente não conseguimos mais nos concentrar na nossa série favorita ou no livro que estamos lendo.

Pode ser tentador introduzir estratégias que remedeiem essas situações, como escrever bilhetes para nós mesmos sobre todas as coisas de que precisamos nos lembrar. Isso seria um desserviço, porque os bilhetes podem aumentar nosso estresse e reafirmar a ideia de que há algo errado com nossa memória. Problemas cognitivos costumam ser consequência de pensamentos em excesso. Se ficarmos pensando o tempo todo, nossa cabeça não vai funcionar bem. É como se um jogador profissional de futebol jogasse dia e noite e nunca reservasse um tempo para se recuperar. Fazer uma pausa e exercitar a atenção plena desapegada é importante para que nossa cabeça tenha um funcionamento ideal.

Minha experiência mostra que, quando passamos a ruminar menos, nosso desempenho mental, nossa concentração e nossa memória voltam aos poucos. A memória – assim como o corpo e a mente – é capaz de curar a si mesma.

Tirar licença médica pode não resolver

Muitas vezes recomendamos às pessoas com depressão que tirem uma licença do trabalho para recarregar as baterias, como se com isso pudessem superar a depressão. Tenho pacientes que, no início da licença médica, foram orientados por profissionais de saúde a ter um pouco de paz e sossego e a fazer o mínimo possível. Quando pergunto a eles se isso ajudou com os sintomas de depressão, a resposta mais frequente é não. Para algumas pessoas, um período longe do trabalho pode trazer paz e, assim, alívio. Isso se aplica, por exemplo, àquelas com depressão profunda, que talvez precisem dar uma pausa nos gatilhos externos. Às vezes é mais fácil pensar menos em casa, no sofá, do que em um ambiente de trabalho agitado. Tirar uma licença médica pode, portanto, ser útil a curto prazo, mas não é uma solução e não altera os mecanismos que movem os sintomas. Quando tira uma licença médica, você é colocado em uma situação de proteção temporária que não o ensina a lidar com seu trabalho e pode fazê-lo perder a sensação de controle sobre sua vida. Além disso, pessoas que tiram licença médica para tratar a depressão correm o risco de ter uma recaída assim que voltarem ao ambiente onde ocorriam os pensamentos-gatilho – o ambiente de trabalho, por exemplo –, se não tiverem aprendido a observar passivamente os pensamentos-gatilho e a evitar a ruminação.

Outro motivo pelo qual alguns pacientes meus experimentam uma piora da depressão quando tiram licença médica é que sobra mais tempo para ruminar. Quando não tem mais nada a fazer a não ser sentar no sofá e ficar olhando para o nada, você corre o risco de ruminar e acabar mergulhando mais fundo na depressão.

Quando começam a fazer algo e desviam sua atenção dos problemas, esses mesmos pacientes relatam uma melhora no humor. A depressão diminui quando você para de ruminar. Não há como, portanto, superar a depressão deitado no sofá. Nem dormindo. Você só vai acabar ficando mais letárgico.

Recentemente um homem começou a se tratar comigo. Depois de um longo período de desânimo, de perda de apetite e de falta de energia, ele resolveu tirar uma licença médica do trabalho como auditor. Os dias longe do trabalho não melhoraram seu humor. Ele começou a especular se algum dia voltaria a se sentir bem e o que as pessoas pensavam dele e da sua situação. Passou também a evitar ocasiões sociais, pois temia que perguntassem sobre sua situação no trabalho. Aos poucos as ruminações e o isolamento social pioraram seus sintomas. E ele não conseguia melhorar. Quando começou a terapia metacognitiva, ele descobriu que poderia reduzir as respostas da SAC em casa, em ocasiões sociais e no trabalho, e seu otimismo e seu bom humor voltaram. Naquele momento, ele soube que tinha total controle sobre as antigas estratégias que causavam os sintomas depressivos.

CAPÍTULO 7

COLOQUE UM PONTO-FINAL NA DEPRESSÃO

Gostaria que este livro inspirasse as pessoas a se libertar da tristeza e da depressão. Ao identificar nossos pensamentos-gatilho e escolher desembarcar do trem da ruminação, independentemente do ponto em que estamos, podemos superar a depressão. Para fazer isso, precisamos mudar as crenças metacognitivas que regem nossos processos de pensamento, bem como treinar nossa capacidade de limitar as ruminações, sejam elas de gatilhos menores do dia a dia, como pequenos conflitos familiares, sejam de questões mais intensas, como uma doença, uma morte ou um divórcio.

Lembre-se: nossos pensamentos não sabem se merecem dois minutos ou cinco horas de ruminação. *Nós* é que fazemos essa avaliação. Só nós. Quando tentamos nos envolver menos com nossos pensamentos e sentimentos e escolhemos focar em outras coisas – como em um livro, em um passeio de bicicleta ou nas pessoas à nossa volta –, percebemos que podemos sair de nossa cabeça e entrar na vida. Isso não só diminui os sintomas de depressão como também aumenta a qualidade de vida. Nos sentimos bem quando passamos um tempo de qualidade com nossos filhos, quando lemos um bom livro ou quando assistimos a um programa na TV, independentemente de termos pensamentos e sentimentos positivos ou negativos.

A vida acontece no mundo mais amplo, fora de nós. Não é questão de nos distrairmos para evitar pensamentos e sentimentos negativos – mas de deixar que nossa mente se envolva com a vida.

A tristeza, a raiva e a dor são parte da vida, ninguém pode fugir delas. Mas, com a consciência adequada e mais atenção plena desapegada, podemos aprender a não aprofundar e a não nutrir sentimentos negativos – só assim eles vão começar a se autorregular. A mente cura a si mesma sob as condições adequadas.

Nosso cérebro funciona melhor com doses moderadas de pensamento. Pausas e períodos de recuperação permitem que ele continue funcionando bem e que nós tenhamos pensamentos criativos. Se quisermos ter as melhores ideias, nosso cérebro precisa de descanso todos os dias. Não estou falando que precisamos dormir, mas que precisamos de períodos de folga – uma espécie de pausa mental em que deixamos os pensamentos livres para ir e vir, sem interagir com eles.

A atenção plena desapegada é um espaço para o cérebro respirar onde apertamos o botão *pause* e deixamos que o nível mais baixo da nossa mente se regule (veja o modelo metacognitivo na página 29). Podemos perceber que o cérebro não para de produzir pensamentos só porque evitamos processá-los. Mas também vamos notar que surgem menos pensamentos ou pensamentos diferentes. Isso porque nosso assistente metacognitivo trabalha melhor quando não o pressionamos continuamente para que encontre respostas. Ficamos mais otimistas, temos mais energia e nos tornamos mais criativos quando ruminamos menos. Portanto, é uma boa ideia fazer uma pausa durante o dia para praticar a atenção plena desapegada. Podemos sentar no sofá e olhar pela janela. Podemos assistir a um bom filme. Ou podemos apenas aproveitar o tempo com a família e os amigos.

Sei que as mensagens deste livro são controversas, pois exigem que nossa compreensão acerca das causas e do tratamento da depressão mude completamente. A maioria dos tratamentos psiquiátricos contra a depressão estimula o paciente a tomar medicamentos ou a se proteger de situações que podem desencadear estresse e levar à depressão. Nossa sociedade é apegada à ideia do processamento: é preciso, nos dizem, falar sobre ou analisar os pensamentos e sentimentos negativos causados pelas crises da vida. Então compreendo se você se sentir provocado por eu estar defendendo o contrário.

A Organização Mundial da Saúde (OMS) informa que, por volta de 2025, a depressão se tornará um dos maiores desafios da humanidade. Essa é uma notícia terrível para os indivíduos que vierem a sofrer dessa condição e para a sociedade como um todo. Mas a depressão não é uma condição crônica, incurável. Com a terapia metacognitiva podemos mudar isso. Das pessoas que usam técnicas metacognitivas, de 70% a 80% podem superar completamente a depressão sem que precisem usar antidepressivos ou se submeter à terapia cognitivo-comportamental e à terapia analítica tradicional. A terapia metacognitiva tem um índice de sucesso consideravelmente maior que o de outros tratamentos para a depressão.

Lamentando os anos perdidos

Quando ruminamos menos e ficamos mais presentes no mundo exterior, descobrimos que temos mais tempo e ficamos mais otimistas.

Com frequência encontro pessoas que passaram longos períodos especulando, o que as levou a perder oportunidades, a comprometer sua qualidade de vida e a desenvolver depressão. Esses indivíduos podem ficar se lamentando por terem perdido tantas oportunidades e tantos bons momentos.

Também é natural que essa sensação de perda inspire novos pensamentos-gatilho: "Por que desperdicei tantos anos da minha vida? Se soubesse disso antes... poderia ter me libertado da depressão, de anos de terapia, comprimidos e internações."

Não podemos fazer muito pelos anos desperdiçados. O passado não pode ser revivido e os anos não voltam se os ficarmos ruminando. Não devemos nos culpar por isso. Lidamos com tudo usando o conhecimento que tínhamos no momento. Portanto, podemos concluir que tivemos bons motivos para agir como agimos. Mas é melhor não nos aprofundarmos demais no passado. Vamos, em vez disso, olhar para a frente e torcer por um futuro sem depressão. Futuro que a terapia metacognitiva pode proporcionar.

Minha esperança é que este livro inspire você a buscar a terapia metacognitiva para aprender a lidar com seus pensamentos e sentimentos negativos. Para ter mais sucesso, recomendo que você procure o apoio de um profissional qualificado. Embora seja um método novo, ela está se tornando mais acessível no mundo todo à medida que aumenta o número de terapeutas treinados.

Você pode superar a depressão e ter ótimas experiências com esse método que vai mudar a ideia que tem de si mesmo. Talvez você se veja como uma pessoa forte e equilibrada, com total controle sobre seus pensamentos e sentimentos. Talvez aprenda a confiar nas suas habilidades para superar experiências emocionais sem ficar triste, desanimado ou deprimido o tempo todo.

Independentemente de quais ou quantos gatilhos nos atingem, e de quão infelizes, frustrados ou pesarosos nos sentimos com as dificuldades da vida, podemos lidar com tudo isso apenas praticando a atenção plena desapegada.

Adrian Wells me disse certa vez: "Pensamentos-gatilho são como anzóis, e você é o peixe que vem nadando. Você não pode decidir quantos anzóis vai encontrar, mas pode decidir se passa reto por eles ou se morde a isca." É impossível evitar os pensamentos-gatilho ao longo da vida. E às vezes mordemos a isca. Mas com a terapia metacognitiva podemos aprender a continuar nadando e a apreciar o mundo ao redor, ainda que o rio esteja cheio de pensamentos-gatilho. Podemos aprender a ignorar os anzóis e até a nos soltarmos deles sem esgotar nossa força reprimindo pensamentos ou obrigando-os a ir embora. Podemos aprender a seguir com nossa vida.

Geralmente passo um desafio extra aos meus pacientes quando eles estão inquietos e querem controlar as ruminações logo. Desafio-os a mergulhar na vida: a entrar em novas aventuras e a ousar buscar experiências que podem dar origem a pensamentos-gatilho. Digo a eles que talvez seja a hora de ter aquela conversa difícil com o chefe. De procurar um novo emprego. De sair da área da qual estão fartos. Quanto mais nos ocuparmos com experiências e quanto mais mergulharmos de cabeça na ação, mais vamos afastar as ruminações e nos sentir no controle. Isso cria uma espiral de otimismo que nos deixa mais resilientes e capazes de evitar a tristeza e a depressão a longo prazo.

O QUE FAÇO NA MINHA CLÍNICA

COMO SE TORNAR UM METAMESTRE

A crença de que somos capazes de controlar nossas ruminações vem com a experiência. Não aprendemos a andar de bicicleta apenas lendo um livro. É preciso praticar. Só quando acreditarmos que podemos andar sobre duas rodas sem cair seremos capazes de fazê-lo.

Uso essa metáfora com frequência quando converso com pacientes sobre como se tornar um "metamestre": uma pessoa que domina a habilidade de descobrir seus pensamentos-gatilho, que controla suas ruminações e pratica a atenção plena desapegada.

Peço aos meus pacientes que pratiquem – de novo e de novo. Sugiro que dediquem alguns minutos todos os dias à prática de tentar descobrir seus pensamentos-gatilho e de controlar as ruminações com a ajuda da atenção plena desapegada. A vida nos proporciona constantemente experiências que causam pensamentos-gatilho. Quando o paciente se torna confiante na prática da atenção plena desapegada, ele pode se desafiar a encarar situações que dão origem a pensamentos-gatilho, tais como:

- Iniciar um debate com um membro da família que costuma entrar em discussões acaloradas.

- Pedir ao chefe um aumento de salário.

- Convidar alguém para um encontro.

- Fazer algo fora do comum espontaneamente.

Quanto mais experiência tivermos em controlar nossas respostas a pensamentos-gatilho, mais vamos acreditar que estamos no controle. E quanto mais acreditarmos que estamos no controle, mais seremos capazes de controlar nossas respostas. Não devemos evitar a vida, mas praticar nossa forma de lidar com ela todos os dias.

*Os pensamentos não importam,
mas sim sua resposta a eles.*

Adrian Wells

CONHEÇA OS CONCEITOS

Atenção plena desapegada: percepção passiva do fluxo de pensamentos. Oposto da ruminação.

Crenças metacognitivas: concepções que temos a respeito dos nossos pensamentos e processos de pensamento. Em outras palavras, são o que pensamos sobre nossos pensamentos. Nosso conhecimento metacognitivo e nossas crenças controlam, por exemplo, quanto tempo vamos ruminar pensamentos-gatilho. Se não acreditarmos que temos controle sobre isso, é difícil limitar o tempo de ruminação.

Modelo da função executiva autorregulatória (S-REF, na sigla em inglês): modelo metacognitivo da estrutura e da autorregulação da mente, de Wells e Matthews (1994). Inclui três níveis: o inferior, constantemente atingido por impulsos, pensamentos e sentimentos; o intermediário, com que traçamos as estratégias para lidar com nossos pensamentos; e o superior, ou metacognitivo, que é nosso conhecimento acerca de estratégias possíveis.

Pensamentos-gatilho: pensamentos que têm o potencial de virar ruminações. Costumam ser causados por emoções intensas.

Se vão evoluir ou não para ruminações, depende de se vamos processá-los ou não.

Ruminação: o processamento dos pensamentos. Estratégia cujo objetivo é criar ordem e encontrar soluções para nossos problemas nos fazendo refletir longamente sobre pensamentos e ideias. O problema é que ruminar pode ter o efeito contrário. Se embarcarmos no trem dos pensamentos-gatilho, vamos ruminar com frequência, nosso humor vai piorar e provavelmente vamos desenvolver sintomas de depressão, que podemos fomentar durante anos.

Síndrome da atenção cognitiva (SAC): conjunto de estratégias que, quando usadas com frequência, nos mantêm em depressão. Inclui ruminações, preocupações, monitoramento do humor e outras estratégias inadequadas.

Técnica de treinamento da atenção (TTA): exercício de consciência que mostra que somos capazes de desviar nossa atenção independentemente de acontecimentos interiores (pensamentos e sentimentos) e exteriores (o mundo à nossa volta).

QUER EXPERIMENTAR A TERAPIA METACOGNITIVA?

A terapia metacognitiva é um tratamento de curto prazo e eficaz para problemas de saúde mental. Foi demonstrado que ela apresenta resultados muito bons. Em seis a doze sessões com um terapeuta metacognitivo, você vai aprender os princípios da terapia e passar por cada estágio do método. De 70% a 80% dos pacientes se recuperam dos sintomas de depressão.

Manter o profissionalismo na terapia metacognitiva é uma das minhas preocupações, portanto recomendo às pessoas que têm interesse em participar de um programa em grupo ou de sessões particulares que escolham um terapeuta qualificado para alcançar o melhor resultado.

Nos últimos anos, Hans Nordahl e Adrian Wells, criador do método, vêm treinando e certificando novos terapeutas no Instituto de Terapia Metacognitiva, na Dinamarca. Apenas cerca de 60% dos candidatos passam no curso, se certificam e obtêm o registro do instituto.

Se não encontrar um terapeuta próximo de você, saiba que algumas clínicas oferecem terapia on-line em inglês, então vale a pena explorar essas opções.

Se você é um profissional de saúde mental e está interessado em se dedicar à terapia metacognitiva, o manual de tratamento pode ser útil (Wells, 2009). Para mais informações sobre o treinamento, acesse: https://mct-institute.co.uk/mct-master-class.

REFERÊNCIAS

AMERICAN PSYCHIATRIC ASSOCIATION. *Manual diagnóstico e estatístico de transtornos mentais – DSM-5*. Porto Alegre: Artmed, 2014.

CALLESEN, Pia; JENSEN, Anne Backhausen; WELLS, Adrian. "Metacognitive Therapy in Recurrent Depression: A Case Replication Series in Denmark". *Scandinavian Journal of Psychology*, n. 55, v. 1, pp. 60-4, 2014.

CUIJPERS, Pim; HOLLON, Steven D.; VAN STRATEN, Annemieke; BOCKTING, Claudi; BERKING, Matthias; ANDERSSON, Gerhard. "Does Cognitive Behaviour Therapy Have an Enduring Effect That Is Superior to Keeping Patients on Continuation Pharmacotherapy? A Meta-Analysis". *BMJ Open*, 2013.

DAMMEN, Toril; PAPAGEORGIOU, Costas; WELLS, Adrian. "An Open Trial of Group Metacognitive Therapy for Depression in Norway". *Nordic Journal of Psychiatry*, v. 2, n. 69, pp. 126-31, 2015.

HAGEN, Roger; HJEMDAL, Odin; SOLEM, Stian; KENNAIR, Leif E. O.; NORDAHL, Hans M.; FISHER, Peter; WELLS, Adrian.

"Metacognitive Therapy for Depression in Adults: A Waiting List Randomized Controlled Trial with Six Months Follow-Up". *Frontiers in Psychology*, v. 31, n. 8, 2017.

HOLLON, Steven D.; DERUBEIS, Robert J.; SHELTON, Richard C.; AMSTERDAM, Jay D.; SALOMON, Ronald; O'REARDON, John; LOVETT, Margaret; YOUNG, Paula; HAMAN, Kirsten; FREEMAN, Brent; GALLOP, Robert. "Prevention of Relapse Following Cognitive Therapy vs Medications in Moderate to Severe Depression". *Arch Gen Psychiatry*, v. 4, n. 62, pp. 417-22, 2005.

JORDAN, Jennifer; CARTER, Janet D.; MCINTOSH, Virginia V.; FERNANDO, Kumari; FRAMPTON, Christopher M.; PORTER, Richard J.; MULDER, Roger T.; LACEY, Cameron; JOYCE, Peter R. "Metacognitive Therapy vs Cognitive Behavioural Therapy for Depression: A Randomized Pilot Study". *Australian and New Zealand Journal of Psychiatry*, v. 48, n. 10, pp. 932-43, 2014.

KIRSCH, Irving. "Antidepressants and the Placebo Response". *Epidemiology and Psychiatric Sciences*, v. 4, n. 18, pp. 318-22, 2009.

NORMANN, Nicoline; EMMERIK, Arnold A.; MORINA, Nexhmedin. "The Efficacy of Metacognitive Therapy for Anxiety and Depression: A Meta-Analytic Review". *Depression and Anxiety*, v. 5, n. 31, pp. 402-11, 2014.

PAPAGEORGIOU, Costas; WELLS, Adrian. "Group Metacognitive Therapy for Severe Antidepressant and CBT Resistant Depression: A Baseline-Controlled Trial". *Cognitive Therapy and Research*, v. 1, n. 39, pp. 14-22, 2014.

_____. *Depressive Rumination: Nature, Theory and Treatment.* Hoboken, NJ: John Wiley & Sons, 2004.

_____. "An Empirical Test of a Clinical Metacognitive Model of Rumination and Depression". *Cognitive Therapy and Research*, v. 3, n. 27, pp. 261-73, 2003.

_____. "Treatment of Recurrent Major Depression with Attention Training". *Cognitive and Behavioral Practice*, v. 4, n. 7, pp. 407-13, 2000.

TURNER, Erick H.; MATTHEWS, Annette M.; LINARDATOS, Eftihia; TELL, Robert A.; ROSENTHAL, Robert. "Selective Publication of Antidepressant Trials and its Influence on Apparent Efficacy". *New England Journal of Medicine*, v. 3, n. 358, pp. 252-60, 2008.

WELLS, Adrian. *Metacognitive Therapy for Anxiety and Depression.* Nova York: Guilford Press, 2009.

_____. "The Attention Training Technique: Theory, Effects and a Metacognitive Hypothesis on Auditory Hallucinations". *Cognitive and Behavioural Practice*, n. 14, pp. 134-38, 2007.

_____. "Detached Mindfulness in Cognitive Therapy: A Metacognitive Analysis and Ten Techniques". *Journal of Rational-Emotive and Cognitive-Behavior Therapy*, v. 4, n. 23, pp. 337-55, 2005.

_____. *Emotional Disorders and Metacognition: Innovative Cognitive Therapy.* Hoboken, NJ: John Wiley & Sons, 2000.

WELLS, Adrian; FISHER, Peter. *Treating Depression: MCT, CBT and Third Wave Therapies.* Hoboken, NJ: Wiley-Blackwell, 2016.

WELLS, Adrian; FISHER, Peter; MYERS, Samuel; WHEATLEY, Jon; PATEL, Trishna; BREWIN, Chris R. "Metacognitive Therapy in Treatment-Resistant Depression: A Platform Trial". *Behaviour Research and Therapy*, v. 50, n. 6, pp. 367-73, 2012.

_____. "Metacognitive Therapy in Recurrent and Persistent Depression: A Multiple-Baseline Study of a New Treatment". *Cognitive Therapy and Research*, v. 3, n. 33, pp. 291-300, 2009.

WELLS, Adrian; MATTHEWS, Gerald. "Modelling Cognition in Emotional Disorder: The S-REF Model". *Behaviour Research and Therapy*, v. 11, n. 34, pp. 881-88, 1996.

_____. *Attention and Emotion: A Clinical Perspective*. Hove, Inglaterra: Erlbaum, 1994.